Stefan Hammes

Qualitätssicherung in der Ästhetischen Medizin durch universitäre Weiterbildung

Diploma in Aesthetic Laser Medicine (DALM)

Stefan Hammes

Qualitätssicherung in der Ästhetischen Medizin durch universitäre Weiterbildung

Diploma in Aesthetic Laser Medicine (DALM)

Mit einem Geleitwort von
Prof. Dr. Dr. Hans-Robert Metelmann

Unter Mitarbeit von
Prof. Dr. Dr. Hans-Robert Metelmann und
Prof. Dr. Christian Raulin

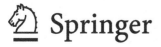 Springer

Dr. med. Dipl.-Inform. Stefan Hammes, DALM
Laserklinik Karlsruhe
Kaiserstraße 104
76133 Karlsruhe

Universität Greifswald
Klinik und Poliklinik für
Mund – Kiefer – Gesichtschirurgie/Plastische Operationen
Ferdinand – Sauerbruch – Straße/ Bettenhaus I
17475 Greifswald

Universitätshautklinik Heidelberg
Voßstraße 2
69115 Heidelberg

ISBN-13   978-3-642-17423-0   Springer-Verlag Berlin Heidelberg New York

Bibliografische Information der Deutschen Nationalbibliothek
Die Deutsche Nationalbibliothek verzeichnet diese Publikation in der Deutschen
Nationalbibliografie; detaillierte bibliografische Daten sind im Internet über http://dnb.d-nb.de abrufbar.

SpringerMedizin
Springer-Verlag GmbH
ein Unternehmen von Springer Science+Business Media
springer.de

© Springer-Verlag Berlin Heidelberg 2012

Planung: Dipl.-Biol. Ute Meyer-Krauß, Heidelberg
Projektmanagement: Dipl.-Biol. Ute Meyer-Krauß, Heidelberg
Lektorat: Michaela Mallwitz, Tairnbach
Layout und Einbandgestaltung: deblik Berlin
Satz: Crest Premedia Solutions (P) Ltd., Pune, India

SPIN: 80028166

Gedruckt auf säurefreiem Papier   2111 – 5 4 3 2 1 0

Geleitwort

Ästhetische Lasermedizin ist ärztliche Kunst auf dem Hochseil. Wer auf den ausgesprochen elektiven Wunsch eines Patienten hin in der luftigen Höhe moderner technologischer Möglichkeiten auf einem dünnen Seil über einen schwindelerregenden Abgrund von Risiken balanciert, der darf keinen Fehler machen. Wer sicher bei einem guten Ergebnis ankommt, erntet viel Applaus. Wer sich einen Patzer erlaubt, stürzt ab.

In den letzten Jahren ist in der Ästhetischen Lasermedizin viel daran geforscht worden, die technischen Verfahren zu perfektionieren, die Indikationen zu präzisieren und die Behandlungsprogramme zu strukturieren. Stefan Hammes hat als Arzt und Wissenschaftler viel dazu beigetragen.

Aber: Was hat sich getan, um dieses angehäufte Wissen in zuverlässiges ärztliches Handeln umzusetzen? Wo sind die Lehrpläne in den Universitäten, die zum Teil seit Jahrhunderten Richtschnur und Wegweiser, nicht nur für den medizinischen Fortschritt, sondern auch für die Wissensvermittlung an Ärztinnen und Ärzte sind?

Stefan Hammes hat diese Aufgabe erkannt und gelöst. Seine hier vorliegende Arbeit ist das erste Handbuch, das auf der Grundlage des Weiterbildungsstudiengangs Ästhetische Lasermedizin an der Universität Greifswald ein akademisches Curriculum entwickelt.

Immer wenn ein Behandler in der Lasermedizin »abstürzt«, kommt sein Patient zu Schaden. Stefan Hammes kümmert sich um die medizindidaktische Vermeidung dieses Unglücks. Er schöpft dabei aus seiner langjährigen Erfahrung als Laserexperte und Dozent im Weiterbildungsstudiengang Ästhetische Lasermedizin. Sein Ziel ist es, die erste Lehranleitung zu geben, den riskanten Behandlungsweg zu meistern. Sein Buch ist die erste Hohe Schule der Ästhetischen Lasermedizin als Weiterbildungsstudium.

Univ.-Prof. Dr.med. Dr.med. dent. Hans-Robert Metelmann
Direktor der Klinik und Poliklinik für
Mund-Kiefer-Gesichts-Chirurgie/Plastische Operationen der
Ernst-Moritz-Arndt-Universität
Greifswald

Vorwort

Die Anzahl der Behandlungen in der Ästhetischen Lasermedizin (ALM) nimmt stetig zu. Dies liegt zum einen an der fortlaufenden Erschließung neuer Indikationsbereiche, zum anderen an der gesteigerten Nachfrage vonseiten der Patienten. Der rapide technische Fortschritt und zunehmend neue Indikationen machen es dem interessierten Arzt schwer, sich einen Überblick über die Möglichkeiten und Grenzen dieser Verfahren zu verschaffen. Es fehlen strukturierte und qualitätsgesicherte Ausbildungsmöglichkeiten.

Dieses Buch hat zum Ziel, am Beispiel des bestehenden Weiterbildungsstudiengangs *Diploma in Aesthetic Laser Medicine (DALM)* der Universität Greifswald neue Konzepte für eine universitäre Ausbildung in der ALM zu entwickeln, die erstmals im Sinne einer Qualitätssicherung effizient zur Prävention iatrogener Schäden in der ALM beiträgt. Mit der Etablierung von DALM als anerkanntem Weiterbildungsstandard wird die von einer nationalen Expertenkommission unter der Schirmherrschaft des Bundesratspräsidenten geäußerte Befürchtung, der Operateur sei das größte Risiko in der Ästhetischen Lasermedizin - zumindest bei DALM-Absolventen - bald der Vergangenheit angehören.

Im Anhang A2 befinden sich kategorisierte Musterfragen zur Vorbereitung auf die schriftliche und mündliche Prüfung des DALM.

Dieses Buch vermag ebenso wenig wie jedes andere die eigenen Erfahrungen am Patienten zu ersetzen. Das Arzt-Patient-Gespräch und die kritische Auseinandersetzung mit Diagnose und Therapiemöglichkeiten bleiben wesentlicher Bestandteil der ärztlichen Tätigkeit. Durch die sich äußerst schnell verändernde Technologie können keine auf Dauer verlässlichen Empfehlungen zu Parametern und Einstellungen gemacht werden. Zudem sind die Angaben häufig nicht auf andere Systeme übertragbar und sollten im Einzelfall kritisch überprüft werden.

Viele Menschen trugen direkt oder indirekt dazu bei, dass dieses Buch entstehen konnte. Besonderer Dank gebührt meiner lieben Frau *Alexandra*, die auch in schwierigen Zeiten immer für mich da war, mich motiviert hat, mir Kraft gab und das Manuskript aufmerksam und kritisch redigierte. Meine *Eltern* weckten bereits früh mein Interesse für wissenschaftliche Fragestellungen und haben meine Entwicklung ermöglicht. Sie erleben diesen Abschnitt meines Werdegangs leider nicht mehr, aber ich bin mir sicher: Auf irgendeine Weise haben sie daran teil. Mein guter Freund, *Jens Edrich*, hat mir in vielen Gesprächen neue Seiten der Medizin und der Welt im Allgemeinen nähergebracht. Dies hat meine Weltanschauung wesentlich bereichert.

Meinem Freund und Lehrer, *Prof. Dr. med. Christian Raulin*, gilt mein Dank für all das, was ich in der langjährigen Zusammenarbeit mit ihm und bei ihm lernen durfte - weit über die Dermatologie und die Lasermedizin hinaus. Die aus dieser Ausbildung resultierenden Kenntnisse haben wesentlich zum Gelingen dieser Arbeit beigetragen. Herrn *Univ.-Prof. Dr. med. Dr. med. dent. Hans-Robert Metelmann*, dem Initiator des Studiengangs Diploma in Aesthetic Laser Medicine, danke ich für zahlreiche konstruktive Diskussionen und wichtige Ideen. Sein Engagement, sein Einfallsreichtum und seine Zielstrebigkeit haben mich tief beeindruckt. Herrn *Prof. Dr. phil. habil. Josef Kloppenburg* danke ich für seine fundierten Hinweise zur Didaktik und zur Strukturierung der Prüfungen.

Nicht zuletzt bin ich dem Springer-Verlag, insbesondere Frau *Ute Meyer-Krauß,* für die konsequente Planung, das zielstrebige Projektmanagement und die gelungene Buchgestaltung sehr verbunden. Mein Dank gilt ebenfalls Frau *Michaela Mallwitz* für die hervorragende Lektoratsarbeit.

Stefan Hammes
Karlsruhe, im Herbst 2011

Inhaltsverzeichnis

Abkürzungsverzeichnis

ALM	Ästhetische Lasermedizin
CME	Continuing Medical Education
DALM	Diploma in Aesthetic Laser Medicine
Dye-Laser	Farbstofflaser
ECTS	European Credit Transfer System
Er:YAG	Erbium-dotierter Yttrium-Aluminium-Granat ($Er{:}Y_3Al_5O_{12}$)
Excimer	»excited dimer«
FPDL	»flash lamp-pumped pulsed dye laser«
GKV	Gesetzliche Krankenversicherung
HBL	Hochenergetische Blitzlampe
IGeL	Individuelle Gesundheitsleistung
IPL	Intense Pulsed Light
KTP	Kaliumtitanylphosphat ($KTiOPO_4$)
MKG	Mund-Kiefer-Gesicht-Chirurgie
Nd:YAG	Neodym-dotierter Yttrium-Aluminium-Granat ($Nd{:}Y_3Al_5O_{12}$)
PDT	Photodynamische Therapie
POL	Problemorientiertes Lernen
RF	Radiofrequenz
WL	»workload«

Einleitung

»Auch eine Reise von tausend Meilen beginnt mit dem ersten Schritt.« (Chinesische Weisheit)

1.1 Ästhetische Lasermedizin im Überblick

Die Ästhetische Lasermedizin (ALM) befasst sich mit der Anwendung von Lasern in der Ästhetischen Medizin. Auch wenn in dieser Arbeit im Wesentlichen Laser besprochen werden, gelten die meisten Aussagen sinngemäß auch für die Anwendung der IPL- (»intense pulsed light«) oder HBL- (hochenergetische Blitzlampen) Technologie. Auf wichtige Unterschiede wird bei Bedarf hingewiesen.

1.1.1 ALM als Teilgebiet der Ästhetischen Medizin

Die Ästhetische Medizin umfasst die Gebiete der ästhetischen Dermatologie und Kosmetik und der Ästhetischen Chirurgie. In allen diesen Bereichen kann neben den konventionellen Verfahren und Werkzeugen die Lasertechnik im Sinne der Ästhetischen Lasermedizin nutzbringend eingesetzt werden. Hierbei kann der Laser bestehende Technologien ersetzen oder verbessern (wie z. B. in Form eines Laserskalpells), sie ergänzen (wie z. B. bei der Kombination von Laserprozeduren mit operativen oder minimal invasiven Eingriffen) oder ganz neue Einsatzgebiete erschließen (wie z. B. bei der Haarentfernung, Gefäßbehandlung oder Pigmentbehandlung).

1.1.2 ALM als Querschnittfach

Um erfolgreiche Therapien im Bereich der ALM durchzuführen, sind Fachkenntnisse auf verschiedenen Gebieten wünschenswert. Es sind die speziellen Aspekte einer lasertechnisch assistierten Medizin in der Dermatologie, Mund-Kiefer-Gesichts-Chirurgie, Hals-Nasen-Ohren-Heilkunde, Augenheilkunde, Plastischen Chirurgie oder Zahn-Mund-Kiefer-Heilkunde zu berücksichtigen. Daneben geht es um die grundlegenden Prinzipien der Lasertechnologie, der Laserphysik und der Lasersicherheit in Praxis, Klinik und Forschung. Nicht zuletzt gehört aber zu den Inhalten auch die Beschäftigung mit rechtlichen und betriebswirtschaftlichen Aspekten, mit dem Praxismanagement, mit dem Marketing und schließlich in einem ganz umfassenden Verständnis mit den Werten und der Sinnhaftigkeit der Ästhetischen Medizin, auch aus Sicht der Geistes-, Gesellschafts- und Kulturwissenschaften. Diese Aufzählung demonstriert die fachliche Breite der ALM, die entsprechende Anforderungen an die Durchführenden stellt.

1.2 Indikationen in der ALM

Die ALM kann bei vielen Indikationen erfolgreich eingesetzt werden. Nachfolgend sind die wichtigsten davon aufgeführt.

- **Benigne pigmentierte Hautveränderungen**
Indikationen wie Becker-Nävus, Lentigo benigna, postinflammatorische Hyperpigmentierungen können v. a. mit dem gütegeschalteten Rubin- und Alexandritlaser behandelt werden [65, 67]. Lentigines benignae lassen sich in 1–2 Sitzungen entfernen. Beim Becker-Nävus muss für einen Epilationseffekt die Therapie durch langgepulste Photoepilationslaser ergänzt werden. Die Rezidivrate ist insgesamt hoch.

- **Benigne Tumoren und organoide Nävi**
Bei diesen kommen im Wesentlichen die ablativen Laser (CO_2 und Er:YAG) zum Einsatz. Das Ziel ist eine schonende Gewebeabtragung unter größtmöglicher Schonung der Umgebung. Bei korrekter Anwendung sind narben- und hypopigmentierungsfreie Ablationen möglich, die durch konventionelle Chirurgie nicht geleistet werden können [23].

- **Dyschromien**
Hierunter werden Schmucktätowierungen, Permanent Make-up und Schmutztätowierungen (Fremdkörpereinsprengungen) subsumiert [81]. Das Behandlungskonzept ist bei allen identisch. Die besten Wirkungen werden mit gütegeschalteten Lasern erreicht (Impulsdauern im Nanosekun-

denbereich). Diese kurzen Impulse sind notwendig, um nach dem Prinzip der selektiven Photothermolyse [3] die mikroskopisch kleinen Pigmentansammlungen zerstören zu können.

Eine besondere Herausforderung ist die Auswahl des geeigneten Lasers für das jeweilige Pigment. Insbesondere für mehrfarbige Tätowierungen sind mehrere verschiedene Laser notwendig [34]. Ideal wäre ein durchstimmbarer Laser, der aber derzeit noch nicht kommerziell verfügbar ist.

Die IPL-Technologie ist zur Entfernung von Tätowierungspigmenten nicht geeignet, da die erreichbaren Impulsdauern nicht kurz genug sind und das Emissionsspektrum nicht pigmentspezifisch ist [62].

Für die Therapie eignen sich, je nach Farbe, der gütegeschaltete Nd:YAG-Laser, der Rubinlaser, der KTP-Nd:YAG-Laser oder der Alexandritlaser. Bei Laientätowierungen sind in der Regel 5–10, bei Profitätowierungen 10–15 Sitzungen notwendig. Die Nebenwirkungen ähneln denen bei der Aufbringung einer Tätowierung.

■ **Entzündliche Dermatosen und Erkrankungen des Bindegewebes**

In dieser heterogenen Gruppe kann z. B. der Farbstofflaser zur Behandlung des Lupus erythematodes [68] oder der Striae distensae [26, 42] verwendet werden. Die Wirkung beruht wahrscheinlich auf einem immunmodulatorischen Effekt [44, 73]. Die Psoriasis vulgaris [4, 25, 77] und in geringerem Maße die Vitiligo [21] sprechen auf eine Therapie mit dem Excimer-Laser an.

Ein neuer Ansatz scheint der Einsatz der fraktionellen Photothermolyse zu sein. Am Beispiel des Granuloma anulare konnte eine gute Wirksamkeit gezeigt werden [46].

■ **Falten und Aknenarben**

Der nach wie vor bestehende Goldstandard für die Behandlung von Falten und Aknenarben ist der Einsatz des CO_2- und Er:YAG-Lasers im Sinne eines **Resurfacings** [29]. Mit diesen Geräten ist eine effektive Reduktion der störenden Hautveränderungen möglich, besonders bei durch Kollagenverlust bedingten Falten [29]. Allerdings entstehen obligat deutliche Krusten, die etwa 5–7 Tage verbleiben und für den Patienten eine Ausfallzeit mit sich bringen [32].

In den letzten Jahren sind daher Verfahren untersucht worden, die diese Ausfallzeit verkürzen oder vermeiden sollen. Ein früher Ansatz war das sog. **Subsurfacing**. Ziel war die Erhaltung der Integrität der Epidermis und eine Induktion von subepidermalen Prozessen, z. B. der Kollagenneogenese. Trotz vielfältiger Therapieansätze und Lasergeräte konnte dieser Ansatz bisher nicht überzeugen [18].

Auch Kombinationstherapien mit Licht- und Radiofrequenzsystemen wurden mit mäßigem Erfolg angewendet [33, 35].

Die aktuellste Entwicklung zur Behandlung dieser Indikationsgruppe bildet die **fraktionelle Photothermolyse** [54]. Seit der Erstbeschreibung des Verfahrens im Jahr 2004 ist bereits eine Reihe von praktischen Umsetzungen auf dem Markt erhältlich. Durch multiple Mikrotraumatisierungen soll eine Kollagenneogenese angeregt werden und hierdurch unter möglichst weitgehendem Erhalt der Epidermisintegrität eine Straffung von Falten und eine Glättung von Aknenarben erreicht werden. Die bisherigen Ergebnisse zeigen eine bessere Wirkung als das Subsurfacing, erreichen jedoch in keiner Weise die des konventionellen Resurfacings. Als Vorteil erscheinen die relativ gering ausgeprägten Begleiterscheinungen (Ödem und Erythem für einige Stunden bis 2 Tage). In manchen Fällen ist bei Faltenbehandlungen die Kombination einer Lasertherapie mit der Applikation von Botulinumtoxin besser wirksam als eine Monotherapie [6, 45].

■ **Photoepilation**

Diese Indikation kann mit langgepulsten Lasern (Alexandritlaser, Diodenlaser, Nd:YAG-Laser) oder der IPL-Technologie effektiv behandelt werden. Neuere Ansätze verwenden Kombinationen aus Licht- und Radiofrequenzanwendungen [48] oder niedrige Energiedichten [40]. Die Impulsdauern orientieren sich an der Dicke der Haare im Sinne der thermokinetischen Selektivität und liegen im Millisekundenbereich. Das Nebenwirkungsspektrum umfasst Rötungen, Ödeme, selten Krusten und noch seltener temporäre Hypopigmentierungen. Es können nur dicke, dunkle Haare effektiv behandelt werden. Die Anzahl der notwendigen Sitzungen liegt bei 7–10.

■ **Vaskuläre Hautveränderungen**

Dieses Indikationsgebiet ist sehr vielfältig. Dementsprechend existiert eine Reihe von Lasertypen, die indikationsbezogen eingesetzt werden müssen [39]. Für oberflächliche Gefäße, wie Teleangiektasien bei der Rosacea teleangiectatica ist der gepulste Farbstofflaser (FPDL) besonders gut geeignet [71]. Ebenfalls sehr wirksam ist der langgepulste KTP-Nd:YAG-Laser, der jedoch bei dunkleren Hauttypen wegen der höheren Rate von Hypopigmentierungen nicht eingesetzt werden sollte.

Für dickere und/oder tiefere Gefäße können der langgepulste Nd:YAG-Laser oder der Diodenlaser [74] zum Einsatz kommen. Ihre Energie wird zwar nicht so gut vom oxygenierten Hämoglobin absorbiert wie die der anderen Lasertypen, sie haben jedoch eine größere Eindringtiefe und können wegen der geringeren Melaninabsorption auch bei dunkleren Hauttypen oder gebräunter Haut eingesetzt werden. Der früher häufig verwendete Argonlaser ist aufgrund des hohen Narbenrisikos keine zeitgemäße Option mehr. Für elevierte benigne vaskuläre Tumoren kann der CO_2-Laser eingesetzt werden, da diese mit den gewöhnlichen Gefäßlasern oft nicht befriedigend behandelbar sind [70].

■ **Virale Hautveränderungen**
Bei Condylomata acuminata, Mollusca contagiosa und Verrucae vulgares kommen im Wesentlichen 2 Therapieansätze zur Anwendung:
— Zum einen können die Hautveränderungen mit abtragenden Lasersystemen entfernt werden. Hierbei ist die Verwendung einer Absaugvorrichtung essenziell zur Reduktion der aerogenen Kontamination.
— Zum anderen wird der gepulste Farbstofflaser mit gutem Erfolg aufgrund seiner immunmodulatorischen Wirkung eingesetzt [30, 61, 76].

1.3   Risiken der ALM

Wie in ▶ Abschn. 1.2 dargestellt wurde, existiert eine Vielzahl von heterogenen Indikationen für die ALM. Jeder Lasertyp, jede Indikation und jeder einzelne Patient kann eine unterschiedliche Herangehensweise notwendig machen, um schädliche Nebenwirkungen zu vermeiden. Hieraus ergibt sich eine sehr große Parametervielfalt, die nur mit viel Erfahrung sicher zu beherrschen ist. Selbst bei Beschränkung auf eine einzige Indikation können doch immer wieder unerwartete Situationen auftreten.

Typische Begleiterscheinungen, die indikations- und gerätebezogen auftreten und über die aufgeklärt werden muss, sind: Ödeme, Blutungen, Krusten, Purpura, Blasen, Schmerzen, temporäre Hypo- und Hyperpigmentierungen, Haarverlust. Schwerere Nebenwirkungen, die nicht auftreten sollten, aber nicht prinzipiell ausgeschlossen werden können, sind: Narben, Keloide, Verbrennungen, permanente Hypo- und Hyperpigmentierungen.

1.3.1   Therapiebestimmende Parameter

Die folgenden Parameter erfordern indikations-, geräte- und patientenbezogene Überlegungen vor und während jeder Behandlung. Zu jedem Parameter werden die jeweilige therapierelevante Bedeutung sowie die Auswirkungen von Fehleinschätzungen dargestellt.

■ **Hauttyp/Bräunungsgrad**
Bei Lasertypen mit Wellenlängen <900–1000 nm ist die Melaninabsorption nicht zu vernachlässigen. Falls mit zu hoher Energiedichte gearbeitet wird, sind Verbrennungen, Krusten, Hypo- und postinflammatorische Hyperpigmentierungen bis hin zu Narben möglich.

■ **Energiedichte**
Sie wird gewöhnlich in J/cm^2 gemessen und ist einer der wichtigsten Parameter. Ihre Wahl hängt von Wellenlänge, Indikation, Hautpigmentierung, Impulsdauer, Impulsform und Kühlverfahren ab. Hieran erkennt man, dass die korrekte Wahl einen komplexen Entscheidungsprozess erfordert. Bei zu hoher Energiedichte können Verbrennungen, Krusten, Hypo- und postinflammatorische Hyperpigmentierungen und Narben entstehen. Bei zu niedriger Energiedichte wird keine befriedigende Wirkung erzielt.

■ **Wellenlänge**
Ihre Wahl hängt von der Zielstruktur und dem Pigmentierungsgrad der Haut ab. Bei falscher Wahl wird keine Wirkung erzielt, das Nebenwirkungsspektrum kann kleiner oder größer werden. Im ungünstigsten Fall erzielt man keine Wirkung bei maximalen Nebenwirkungen, wie z. B. bei dunklem Hauttyp, tiefer liegenden Gefäßen und dem Einsatz des KTP-Nd:YAG-Lasers (532 nm). Das kurzwellige

Licht wird sehr gut im Melanin absorbiert und verursacht daher epidermale Schäden. Es hat jedoch nur eine geringe Penetrationstiefe und erreicht daher das tiefliegende Gefäß nicht. Vorteilhafter wäre hier der Einsatz eines Nd:YAG-Lasers (1064 nm). Er hat nur eine geringe Melaninabsorption und aufgrund der großen Wellenlänge eine große Penetrationstiefe [63].

- **Strahldurchmesser**

Der Strahldurchmesser wirkt sich ebenfalls auf die Eindringtiefe aus. Größere Strahldurchmesser erlauben bei sonst gleichen Parametern eine tiefere Penetration, da die Randstreueffekte verringert werden. Allerdings sollte der Strahldurchmesser auch an die Größe der Zielstruktur angepasst werden, um nicht unnötig viel nicht betroffene Haut mitzubehandeln. Es muss somit ein Mittelweg zwischen Penetrationstiefe und Wirkungsbereich gefunden werden.

Bei der flächenhaften Behandlung sind große Strahldurchmesser hilfreich, da die Behandlung schneller durchgeführt werden kann. Allerdings steigt dadurch das Risiko der unbeabsichtigten Behandlung von Hautveränderungen, die nicht so leicht »ausgespart« werden können. Beispielsweise werden bei der flächenhaften Photoepilationstherapie nicht selten Nävuszellnävi mitbehandelt, obwohl sie möglichst von einer Laserbestrahlung ausgenommen werden sollten [50].

Je größer der Strahldurchmesser sein soll, desto höher sind die Leistungsanforderungen an das Lasersystem. Die kleineren und preiswerteren Systeme sind zumeist auf kleine Strahldurchmesser beschränkt, sodass hier eine Limitierung der Penetrationstiefe gegeben ist. Diese kann nicht durch eine beliebige Erhöhung der Energiedichte kompensiert werden, da v. a. die epidermale Nebenwirkungsrate dadurch deutlich ansteigt.

- **Impulsdauer**

Die Wahl der Impulsdauer muss sich aufgrund der Prinzipien der selektiven Photothermolyse und thermokinetischen Selektivität [3] nach der Größe der Zielstruktur richten. Eine falsche Wahl führt zu Wirkungsverlust und zur Erhöhung der Nebenwirkungsrate, da oft versucht wird, die fehlende Wirkung durch Erhöhung der Energiedichte auszugleichen. Typischerweise benötigen große Ziel-

strukturen aufgrund ihrer höheren thermischen Relaxationszeit längere Impulse als kleine Strukturen. Beispielsweise liegt die Impulsdauer bei der Behandlung von optisch abgrenzbaren Gefäßen (Besenreiser, Teleangiektasien u. a.) im Millisekundenbereich, bei der Behandlung von kleinen Tätowierungspigmenten im Nanosekundenbereich. Mit einem Nanosekundenlaser würde bei einem relativ dicken Gefäß – ebenso wie mit einem Millisekundenlaser bei einem Pigmentpartikel – nicht nur keine Wirkung erzielt, die Nebenwirkungsrate würde vielmehr ansteigen.

- **Impulsform**

Hierbei ist sowohl auf den zeitlichen Verlauf des Impulses als auch auf die örtliche Verteilung der Impulsenergie zu achten. Um eine homogene Wirkung zu erzielen, sollte die örtliche Energiedichteverteilung im Strahl möglichst gleichmäßig sein. Viele ältere oder preiswerte Lasersysteme produzieren inhomogene Pulse, deren Energiedichte in der Mitte des Strahls sehr hoch und zum Rand hin deutlich geringer ist oder die viele lokale Maxima und Minima haben. Dadurch kommt es zu Energiespitzen und in der Folge zu einem Ansteigen der Nebenwirkungsrate in Form von Krusten, Blutungen bis hin zu Verbrennungen [47].

Der zeitliche Verlauf eines Impulses ist ebenfalls von Bedeutung für die Aggressivität der Wirkung. Wenn der Impuls rechteckförmig einsetzt, ist die Wirkung oft besser als bei einem abgerundeten Zeitprofil, allerdings steigt auch die Nebenwirkungsrate an. Der Behandler muss sich aus diesem Grund der technischen Charakteristika des eingesetzten Lasergerätes bewusst sein.

1.3.2 Praktische Aspekte

Neben der Wahl der Parameter bestimmen weitere Faktoren wesentlich über Erfolg oder Nichterfolg von Behandlungen in der ALM. Diese praxisrelevanten Aspekte werden im Folgenden dargestellt.

- **Kühlung**

Neben der korrekten Wahl der Laserparameter ist die Anwendung eines geeigneten Kühlverfahrens die wichtigste Methode zur Reduktion der Nebenwirkungen einer Laserbehandlung [22, 24]. Suffiziente Kühlung vor, während und nach der Behandlung ist für den Patienten angenehmer, senkt die Stärke und Häufigkeit von Begleiterscheinungen deutlich und macht manche Laserapplikationen überhaupt erst möglich. Die unzureichende Kühlung ist bei sehr vielen Behandlungsfehlern ursächlich, was die enorme Wichtigkeit dieses Aspektes verdeutlicht [20, 27, 28, 36, 69].

■   **Durchführung**
Die korrekte Durchführung einer Laserbehandlung erfordert die Beachtung vieler Aspekte. Die Impulse müssen manchmal überlappen, manchmal nicht, je nach Lasertyp, Indikation und Hautpigmentierung sind ein oder mehrere Durchgänge sofort hintereinander oder mit entsprechenden Pausen notwendig. Die Positionierung des Lasers muss korrekt sein und die Kühlung wirksam. Bestimmte Hautbereiche sind empfindlicher als andere, manche Hautveränderungen müssen von der Laserbehandlung ausgenommen werden, die Reaktionen des Patienten müssen beobachtet und interpretiert werden. Bei Nichtbeachtung der notwendigen Sorgfalt sind starke Nebenwirkungen möglich, selbst bei sonst korrekten Laserparametern. Empfindliche Strukturen, wie z. B. die Augen, müssen effektiv geschützt werden. Dies geht über die bloße Verwendung einer Schutzbrille oft hinaus und erfordert die Anwendung von subtarsalen Augenschalen bei Laseranwendung in der Nähe des Auges [37].

■   **Vor-/Nachbehandlung**
Die korrekte Vor-/Nachbehandlung kann die Nebenwirkungsrate verringern. Make-up sollte vor der Therapie entfernt werden, ansonsten kann es zu ungewollten Absorptionen mit Verbrennungsfolge kommen. Die Haut sollte nicht gebräunt sein, sonst sind Hypo- und Hyperpigmentierungen nicht selten. Eventuell kann eine Oberflächenanästhesie angewendet werden, wobei hier jedoch Vorsicht geboten ist: Die Anästhesie nimmt zwar den Schmerz, führt aber nicht zu einer epidermalen Protektion, sodass Schäden vielleicht durch die fehlende Schmerzhaftigkeit zu spät erkannt werden.
Bei der Nachbehandlung ist die Kühlung von überragender Bedeutung. Durch fehlende postthe-

rapeutische Kühlung werden alle Nebenwirkungen und Begleiterscheinungen deutlich verstärkt. Falls bei der Behandlung obligat oder akzidentell Krusten entstehen, ist ein entsprechendes Krustenmanagement wichtig, um Folgeschäden zu vermeiden. Sehr viele Narbenbildungen nach Lasertherapien hätten durch ein korrektes Wundmanagement verhindert werden können.

■   **Management von Behandlungsfehlern**
Wenn ein Behandlungsfehler entstanden ist, muss korrekt und effektiv damit umgegangen werden. Dann kann in vielen Fällen eine Verschlimmerung des Ergebnisses vermieden werden. Neben der professionellen Wundbehandlung ist es unbedingt notwendig, den Patienten engmaschig zu sehen, um evtl. problematische Verläufe erkennen zu können.

■   **Patientenselektion**
Viele Risiken und Probleme können durch eine korrekte Patientenselektion schon im Vorfeld vermieden werden. Da Lasereingriffe in den meisten Fällen elektiv sind, ist dies i. Allg. leicht möglich. Dass es in der Praxis dennoch nicht immer dazu kommt, liegt zum einen an monetären Gründen, zum anderen oft an mangelnder Erfahrung. Wenn ein Patient eine geringe Compliance im Umgang mit Begleiterscheinungen vermuten lässt, die Indikation nicht effektiv behandelbar ist oder sonstige Umstände das Auftreten von Problemen wahrscheinlich machen, ist die Ablehnung der Behandlung meist der beste Weg. Es ist in vielen Fällen nicht leicht, einen Patienten davon zu überzeugen, dass es für ihn (oder den Behandler) besser wäre, die Behandlung **nicht** durchzuführen.

■   **Aufklärung**
Der korrekten, ehrlichen und umfassenden Aufklärung kommt eine große Bedeutung zu. Alles, was hier nicht gesagt wird, kann zum unkalkulierbaren Risiko werden. Falsche Erwartungen des Patienten, fehlerhafte Nachbehandlung, spätere Unzufriedenheit oder sogar gerichtliche Schritte, schlechte Öffentlichkeitswirkung und wenig Freude an der Behandlung können aus einer unvollständigen Aufklärung resultieren.

■ **Intervalle**

Bei vielen Lasertherapien ist die Einhaltung bestimmter Intervalle für eine gute Wirkung und geringe Nebenwirkungen wichtig. Wenn die Intervalle zu kurz sind, steigt die Nebenwirkungsrate, und die Wirksamkeit sinkt. Sind sie zu lang, ist bei bestimmten Indikationen häufiger mit Rezidiven zu rechnen.

■ **Probebehandlung**

Ein sehr probates Mittel zur Abschätzung der Wirksamkeit und der Nebenwirkungen ist die Durchführung einer Probebehandlung an einer kleinen Stelle und ggf. mit reduzierter Energiedichte. Hier kann schon im Vorfeld Risikoerkennung und -vorbeugung stattfinden. Die Nichtdurchführung einer Probebehandlung geht daher insbesondere bei nicht sehr erfahrenen Therapeuten mit einem deutlich erhöhten Risiko einher.

1.4 Fehler und Komplikationen in der ALM

Wie durch die Darstellungen in ▶ Abschn. 1.3 deutlich wurde, existiert eine Vielzahl indikations-, geräte- und patientenbezogener Risiken in der ALM. Deren Vermeidung oder zumindest deren korrektes Management stellt im Sinne einer Qualitätssicherung das anzustrebende Ziel dar. Dieses wird jedoch nicht in allen Fällen erreicht. Daraus resultieren Fehler oder vermeidbare Komplikationen.

In den meisten Fällen basieren diese auf mangelnder Erfahrung, mangelnder fachlicher Eignung, mangelhafter oder oberflächlicher Ausbildung, Selbstüberschätzung, Fahrlässigkeit oder einfacher Nachlässigkeit [19, 63].

Bei der weiteren Darstellung wird zwischen ärztlichen und nichtärztlichen Behandlern unterschieden, da die entsprechenden Rahmenbedingungen unterschiedlich sind.

1.4.1 Iatrogene Schäden

Die ALM hat in den letzten Jahren einen enormen Aufschwung erlebt. Waren es in der Frühzeit (1990-er Jahre) nur einige wenige Experten, die sich an

Behandlungen einiger weniger Indikationen mit den damals noch eher unbekannten und z. T. wenig benutzerfreundlichen Geräten herantrauten, ist die Gerätevielfalt und die Anzahl der möglichen Indikationen heute fast unüberschaubar.

Damit einhergehen ein wesentlicher Anstieg der Behandlungszahlen in der ALM sowie die Durchführung von Behandlungen durch weniger erfahrene Therapeuten. In den letzten Jahren stehen immer mehr wirtschaftliche Interessen im Vordergrund, insbesondere angesichts sinkender Einnahmen aus der GKV-Praxis, da die meisten Behandlungen der ALM als Selbstzahlerleistung im Rahmen einer individuellen Gesundheitsleistung (IGeL) abgerechnet werden.

Ein besonderes Problem stellt die Durchführung von Behandlungen in der ALM durch fachfremde Ärzte dar. Die ALM betrifft schwerpunktmäßig die Behandlung der Haut und in eingeschränktem Maße auch der Subkutis. Daraus folgt, dass im Wesentlichen nur Dermatologen und mit gewissen Einschränkungen auch Chirurgen (v. a. MKG-Chirurgen und Plastische Chirurgen) als nicht fachfremd bezeichnet werden können. Alle anderen Fachrichtungen sind im engeren Sinne als fachfremd in Bezug auf die ALM anzusehen.

Tatsächlich werden aber aus den oben angeführten Gründen immer mehr Behandlungen in der ALM auch von fachfremden Kollegen durchgeführt, sei es der Gynäkologe, der Photoepilation betreibt, der HNO-Arzt, der Skinresurfacings durchführt, der Hausarzt, der Nävi lasert, der Zahnarzt, der Tätowierungen entfernt und andere Beispiele mehr.

Ursachen für Fehler oder Komplikationen sind dabei folgende mögliche Defizite:

- Fehlende diagnostische Kenntnisse
- Übersehen von gefährlichen Hautveränderungen (z. B. Melanom)
- Behandlung von kritischen Hautveränderungen (z. B. dysplastische Nävi [50])
- Entstehung von Pseudomelanomen bei der Behandlung von pigmentierten Nävi [50]
- Fehlerhafte Indikationsstellung
- Fehlerhafte Parameter- oder Gerätewahl
- Fehlerhafte Aufklärung
- Fehlerhafte Durchführung
- Fehlerhafte Vor- und Nachbehandlung

1

— Fehlerhaftes Management von Nebenwirkungen und Behandlungsfehlern

Eine Mitschuld an der Verbreitung von Geräten an Fachfremde tragen auch die Gerätehersteller, die z. T. überzogene Versprechungen machen und ihre Geräte als »problemlos« und »absolut sicher« anpreisen. Dies ist gefährlicher als gleichfalls vorhandene Übertreibungen zur Wirksamkeit, die im günstigsten Fall nur unzufriedene Patienten zur Folge haben.

Ebenso zweifelhaft sind die oft angebotenen Firmenworkshops, die den Anwendern vorgaukeln, sie hätten nach einem Wochenendkurs in Lasertherapie nun ausreichend Erfahrung. Zumeist erhalten die Teilnehmer ein eindrucksvolles Zertifikat, das bei Patienten ein gewisses Vertrauen hervorrufen soll. Hier stehen aufseiten der Hersteller und der Anwender eindeutig die monetären Interessen im Vordergrund.

Unklar sind weiterhin die rechtlichen Aspekte. Im Schadensfall könnte eine Versicherung prüfen, inwieweit der Anwender zur Durchführung einer bestimmten Therapie der ALM überhaupt qualifiziert war. Hierbei hilft das Firmenzertifikat sicher nicht weiter, und ein Fachgutachten würde wahrscheinlich zu Ungunsten des fachfremden Anwenders ausfallen.

Die angesprochenen Punkte gelten natürlich in abgeschwächter Form auch für prinzipiell fachlich qualifizierte Anwender, z. B. Dermatologen oder Plastische Chirurgen. Auch sie können trotz fachlicher Basisqualifikation dieselben Defizite in Bezug auf die ALM aufweisen wie fachfremde Kollegen.

Im Falle der Dermatologen sollte die sichere Erkennung von problematischen Hautveränderungen eigentlich gesichert sein. Jedoch herrscht sogar unter ihnen oft Unkenntnis über manche kritischen Behandlungen der ALM. Es gibt z. B. nicht wenige Dermatologen, die nichtdermale Nävi trotz der damit verbundenen Risiken immer noch lasern [38, 50].

1.4.2   Schäden durch nichtärztliche Behandler

Die ALM in ärztlichen Händen beinhaltet bereits viele Risiken und kann zu Schäden führen, wie in ▶ Abschn. 1.4.1 dargestellt wurde. Die Anwendung der ALM durch Nichtärzte ist allerdings noch wesentlich problematischer.

Tatsächlich ist dieses Thema von höchster Brisanz, da Laser- und IPL-Behandlungen in letzter Zeit immer häufiger von Laien durchgeführt werden. Dies bedeutet einerseits eine Konkurrenz für Ärzte, die diese Verfahren ebenfalls anbieten, und andererseits ein erhöhtes Gefahrenpotenzial für die Patienten bzw. Kunden. Wenn durch inkorrekte Laienbehandlungen bestimmte Therapien in Misskredit gebracht werden, fällt dies letztlich auch auf die professionell arbeitenden Ärzte zurück, daher gebührt dieser Thematik auch im Rahmen einer Arbeit über ärztliche Ausbildung Beachtung.

Viele Kosmetikinstitute »bereichern« ihre Angebotspalette durch die Photoepilation, die Entfernung von Altersflecken oder die Faltenbehandlung. Seit einiger Zeit entstehen regelrechte Franchise-Ketten, die mit ungeheurem Werbeaufwand und ganzseitigen Anzeigen den Patienten/Kunden eine Professionalität vorgaukeln, die allenfalls im Bereich des Marketings vorhanden ist. Gleichwohl werden die Behandlungen von Laien durchgeführt, die im besten Fall nur marginal ausgebildet worden sind [hier ein Zitat aus der Tattoofree-Website (www.tattoo-free.de): »…zum Start sind darüber hinaus keine weiteren medizinischen Vorkenntnisse und Qualifikationen notwendig, um die Tattooentfernung nach der Tattoofree-Methode erfolgreich anzuwenden…«].

Die Kunden sind zunächst arglos und lassen sich in großer Zahl in diesen Einrichtungen behandeln. Akut- und Spätschäden sind in viel größerer Zahl als bei ärztlich durchgeführten Behandlungen zu erwarten. Auch bei der zunächst relativ sicher scheinenden Photoepilation, die besonders häufig in den Laienstudios durchgeführt wird, sind Schäden, wie in ▶ Abschn. 1.4.1 dargestellt, durchaus möglich und nicht selten.

In viel größerem Maße existiert bei einer Laienbehandlung das Risiko von Folgeschäden durch inkompetentes Management der Nebenwirkungen oder Behandlungsfehler. Insbesondere bei flächigen Photoepilationsbehandlungen besteht ein sehr hohes Risiko der akzidentellen Mitbehandlung von Nävi mit den bereits angesprochenen Folgen bis hin zur Induktion von Melanomen [38, 50].

Es ist jedoch nicht so, dass Nichtärzte prinzipiell keine Laser- oder IPL-Geräte bedienen dürften. Statthaft ist die supervidierte Durchführung gewisser Therapien der ALM (z. B. Photoepilation) durch Nichtärzte in ärztlichem Umfeld mit der Möglichkeit der sofortigen ärztlichen Intervention oder der ärztlichen Beurteilung. Insbesondere sollten die Anamnese und präoperative Untersuchung sowie die Festlegung der Parameter und die Überwachung des Behandlungsbeginns und des Behandlungsergebnisses eine rein ärztliche Tätigkeit sein.

Findige Nichtärzte, die mit solchen Forderungen konfrontiert wurden, versuchen in letzter Zeit, durch die Erlangung einer Heilpraktikerzulassung, die in gewissem Rahmen die Ausübung der Heilkunde erlaubt, sich dieser Forderung nach ärztlicher Supervision zu entziehen. Nach einem ausführlichen Gutachten [52] hat dies jedoch keinerlei rechtliche Grundlage. Vielmehr muss festgestellt werden, dass die von Heilpraktikern durchgeführten Laser- und IPL-Behandlungen nicht statthaft sind. Im Folgenden ein Extrakt aus diesem Gutachten:

»Die Erlaubnis zur Ausübung der Heilkunde für Heilpraktiker setzt nach § 1 Abs. 1 HPG (Heilpraktikergesetz) weder eine medizinische Ausbildung noch den Nachweis medizinischer Fachkenntnisse voraus. Das Gesundheitsamt hat lediglich bei der Überprüfung der Kenntnisse und Fähigkeiten eines Bewerbers festzustellen, ob die Ausübung der Heilkunde durch ihn eine Gefahr für die Volksgesundheit bedeuten würde (§ 2 Abs. 1i 1. DVO)… Nur in diesem Rahmen sind die heilkundlichen Kenntnisse und Fähigkeiten des Bewerbers zu überprüfen. Es ist keine Überprüfung im Sinne einer Leistungskontrolle zur Feststellung einer bestimmten Qualifikation. Ein Bewerber muss die Gewähr für eine ordnungsgemäße Ausübung der Heilkunde bieten, wobei es auf medizinische Kenntnisse nicht ankommt.

Es gibt verschiedene gesetzliche Regelungen dafür, welche Behandlungen durch den Heilpraktiker nicht durchgeführt werden dürfen. So ist z. B. durch § 23 Nr. 5 RöV die selbstständige und eigenverantwortliche Anwendung von Röntgenstrahlen untersagt. Heilpraktiker unterliegen keiner gesetzlich festgelegten Berufsaufsicht wie z. B. durch Ärztekammern. Es gibt keine verbindliche öffentlich-rechtliche Berufsordnung. Für die Heilpraktiker gibt es im Gegensatz zu Ärzten keine Fortbildungsverpflichtung, ebenso wenig wie Fachgebietsgrenzen. Wenn daher der Einsatz von Laserstrahlen an der Haut durch Gynäkologen fachgebietsfremd ist, weil die Weiterbildungsordnung für Gynäkologen keine entsprechende Fachkenntnis fordert, dann sollte dies erst recht für Heilpraktiker gelten…

Es ist daher in aller Regel davon auszugehen, dass Heilpraktiker nicht über die notwendige diagnostische Fähigkeit verfügen, um zu erkennen, ob die mit dem Laser oder IPL zu behandelnde Hautveränderung gut- oder bösartig ist. Hierzu sind fachärztliche Kenntnisse notwendig. Gerade auch der ärztlich nicht kontrollierte Einsatz von Lasergeräten mit den oben dargestellten Folgen birgt entsprechende Gefahren für die Volksgesundheit.

Die Behandlung mit Laser ebenso wie mit IPL stellt eine ärztliche Tätigkeit dar. Diagnostik und Therapie erfordern medizinische Fachkenntnisse, die weder beim Laien noch beim Heilpraktiker vorliegen«.

1.4.3 Beispiele für Behandlungsfehler

» Ein Behandlungsfehler liegt vor, wenn der Arzt bei der medizinischen Behandlung die nach den Erkenntnissen der medizinischen Wissenschaft unter den jeweiligen Umständen objektiv erforderliche Sorgfalt außer Acht gelassen hat, d. h. diejenige Sorgfalt, die der Verkehr von einem ordentlichen, pflichtgetreuen Durchschnittsarzt der in Betracht kommenden ärztlichen Fachgruppe in der konkreten Situation erwartet. [72] «

Um diese recht allgemein gehaltene Definition anschaulicher zu machen, werden im Folgenden einige Beispiele von Behandlungsfehlern dargestellt.

Sie stammen aus der gutachterlichen Tätigkeit Prof. Dr. med. Christian Raulins und des Autors [63].

▬ Beim 1. Beispiel handelt es sich um Hypopigmentierungen und Ulzera am Unterschenkel 3 Wochen nach Photoepilationsbehandlung mit einem langgepulsten Alexandritlaser (Wellenlänge 755 nm) bei Hauttyp III. Die möglichen Fehlerquellen sind eine zu hohe Energiedichte bei zu dunklem Hauttyp, falsche Auswahl der Wellenlänge sowie mangelnde oder fachfremde Ausbildung. Besser wäre hier aufgrund der geringeren Melaninabsorption der Einsatz eines Diodenlasers (Wellenlänge 810 nm) oder eines langgepulsten Nd:YAG-Lasers (Wellenlänge 1064 nm) gewesen.

▬ Beim nächsten Fall liegen Keloide 7 Monate nach CO_2-Laserbehandlung eines Chloasmas vor. Die möglichen Fehlerquellen sind falsche Indikationsstellung, zu hohe Energiedichte, zu viele Behandlungsdurchgänge oder falsche Wundbehandlung. Die Lasertherapie des Chloasmas gestaltet sich schwierig. Vom Prinzip einer Pigmentbehandlung her wären gütegeschaltete Laser die richtige Wahl. Es zeigte sich jedoch, dass z. B. bei der Therapie mit dem gütegeschalteten Rubinlaser nur in etwa einem Drittel der Fälle eine Verbesserung, allerdings in einem weiteren Drittel sogar eine Verschlechterung und in den restlichen Fällen kein Effekt zu erzielen war [67]. Neuere Ansätze sehen in der Verwendung der fraktionellen Photothermolyse eine erfolgversprechendere Option [43].

▬ Bei der Therapie von Tätowierungen werden häufig Fehler gemacht. In einem weiteren Fall zeigen sich Keloide, Hypopigmentierungen und verbliebene Restpigmente nach Argonlasertherapie einer Tätowierung. Der Argonlaser als Dauerstrichlaser ist nicht für die Behandlung von Tätowierungen geeignet. Er koaguliert unspezifisch und führt leicht zu Narbenbildungen. Korrekt wäre im vorliegenden Fall ein gütegeschalteter Laser mit einer an die Farbe der Tätowierung angepassten Wellenlänge gewesen.

▬ Im letzten Fall kam es zu persistierenden Hypopigmentierungen 3 Jahre nach Behandlung einer Erythrosis interfollicularis colli mit dem gepulsten Farbstofflaser und dem CO_2-Laser. Zunächst wurde eine von der Laserindikation her korrekte Behandlung der Erythrosis interfollicularis colli mit dem gepulsten Farbstofflaser durchgeführt. Fehlerquelle war allerdings die zu hohe Energiedichte bei ungeeignetem (zu dunklem bzw. gebräuntem) Hauttyp, die zu persistierenden Hypopigmentierungen führte. Anschließend erfolgte der Versuch einer Farbangleichung mit einem gepulsten CO_2-Laser. Dieser Laser ist für diese Indikation absolut kontraindiziert. Bei der korrekten Behandlung der Erythrosis interfollicularis colli mit dem gepulsten Farbstofflaser muss besonders vorsichtig vorgegangen werden, damit keine inhomogene Aufhellung entsteht [41]. Hierzu sind in der Regel deutlich mehr Sitzungen notwendig als bei anderen vaskulären Indikationen. Alternativ ist der vorsichtige Einsatz der IPL-Technologie möglich, die bei dieser Indikation den Vorteil hat, dass auch gleichzeitig bestehende Hyperpigmentierungen gebessert werden [79].

Die dargestellten Behandlungsfehler hätten durch eine fundierte Ausbildung sicher vermieden werden können. Sie sind leider keine Einzelfälle und unterstreichen nochmals eindringlich die Forderung, den Einsatz von Lasern und IPL-Geräten auf umfassend, nachprüfbar und qualitätsgesichert geschulte Ärzte zu beschränken.

1.4.4   Ziel der Arbeit

»Das größte Risiko in der Ästhetischen Lasermedizin ist der Operateur«, hat im Mai 2007 eine nationale Expertenkommission unter der Schirmherrschaft des Bundesratspräsidenten festgestellt und deshalb hier eine fachärztlich fundierte und interdisziplinäre Spezialausbildung in Verbindung von Hochschule und Praxis gefordert.

Die vorliegende Arbeit hat daher zum Ziel, Konzept für eine universitäre Ausbildung in der ALM zu entwickeln, die im Sinne einer Qualitätssicherung zur Prävention iatrogener Schäden in der ALM führt.

Fragestellungen

2

»Wenn du eine weise Antwort verlangst,
musst du vernünftig fragen.«
(Johann Wolfgang von Goethe)

2.1 Problem der ungeregelten Ausbildung in der ALM

In der medizinischen Ausbildung gibt es in der Regel strukturierte, geregelte und durch Instanzen überwachte universitäre Ausbildungsgänge. Dies ist aus Gründen der Qualitätssicherung und Patientensicherheit sinnvoll und unbedingt anzustreben. Viele medizinische Fachbereiche haben eine lange Tradition und dadurch über Jahrzehnte gewachsene Ausbildungsinhalte und Strukturen.

Für neuere Fächer gilt dies nicht in allen Fällen. Bei diesen liegt eine ähnliche organisatorische Situation vor wie bei den etablierten Fächern in deren Frühphase.

Diese fehlende Tradition in neueren Fächern, zu denen auch die ALM gehört, ist die Ursache für die – wenn überhaupt vorhandene – ungeregelte Ausbildung in diesen Fächern. Es gibt zumeist nur wenige qualifizierte Experten, die für die Ausbildung zur Verfügung stehen. Diese haben sich ihr Fachwissen in der Regel autodidaktisch angeeignet. Dies führt zu einer großen Heterogenität in der Struktur des Wissens und der Herangehensweisen. Es ist kaum standardisiertes Wissen vorhanden.

Hinzu kommt die in der Regel kommerzielle Ausrichtung der ALM. Diese kann in manchen Fällen dazu führen, dass Kenntnisse aus Gründen eines Wettbewerbsvorteils nicht weitergegeben werden, um ein Alleinstellungsmerkmal zu erhalten. Somit stehen einige Experten als Lehrer nicht zur Verfügung, obwohl sie vieles beisteuern könnten. Vereinzelt ermöglichen renommierte Laseranwender Hospitationen, die dann jedoch meistens ungeregelt ablaufen.

Viele Anwender verwenden auch in der heutigen Zeit eine autodidaktische Herangehensweise. Sie gehen von den Firmenprospekten oder Publikationen aus und versuchen im Idealfall, mit langsam gesteigerten Energiedichten verschiedene Indikationen zu behandeln. Dass es hierbei, v. a. in schwierigen Fällen, zu Fehleinschätzungen kommen muss, liegt auf der Hand. Ein Ausprobieren

kann eine strukturierte Ausbildung und die Erfahrung von Jahren und vielen Laserbehandlungen nicht ersetzen.

Immer wieder richten Firmen aus werbetaktischen Gründen Workshops zu bestimmten Themen aus, die eine geregelte Ausbildung versprechen. Letztlich geht es in diesen Workshops in der Regel um die Vorstellung eines oder mehrerer Geräte, die die ausrichtende Firma »zufällig« auch vertreibt. Bei solchen Veranstaltungen ist i. Allg. nicht mit unabhängiger Information zu rechnen. Die Teilnehmer bekommen ein in der Regel verzerrtes Bild, da meist die Vorteile der beworbenen Geräte einseitig in den Vordergrund gestellt werden.

Daneben gibt es vordergründig unabhängigere Workshops, die bei genauerem Hinsehen jedoch zumeist in irgendeiner Weise durch Sponsoren ermöglicht werden. Diese oft recht teuren Veranstaltungen werben mit bunten und beeindruckenden, jedoch gleichwohl nicht zertifizierten Urkunden und Teilnahmebescheinigungen, die in der Praxis aufgehängt werden können und die die Patienten beeindrucken sollen. Leider tun sie das in der Regel auch, obgleich sie keine wirkliche qualitative Aussage machen.

Die besten Informationsquellen findet man bislang auf qualitativ hochwertigen Fachkongressen. Dort finden z. T. fachlich hervorragende und unabhängige Demonstrationen statt, und die vortragenden Experten geben ihre Erfahrungen weiter. Jedoch trifft dies leider nicht für alle Veranstaltungen zu. Für den Anfänger ist es nicht immer leicht, die Spreu vom Weizen zu trennen. Allerdings ist auch die kongressbasierte Aus- und Weiterbildung bislang ungeregelt und nicht standardisiert.

Zusammenfassend kann festgestellt werden, dass die aktuelle Ausbildung in der ALM auf folgenden Säulen basiert, eine geregelte Ausbildung jedoch fehlt:

- Autodidaktisches Lernen
- Ungeregelte Hospitationen
- Firmenworkshops
- Vordergründig unabhängige Workshops
- Kongresse

2.2 Notwendigkeit einer geregelten Ausbildung in der ALM

Wie in ► Abschn. 2.1 dargestellt wurde, fehlt in der ALM eine qualitätvolle, anerkannte und dokumentierte Ausbildung. In vielen anderen medizinischen Fächern ist eine solche jedoch üblich. Daher dient die Einführung einer qualitativ hochwertigen und auch als solche dokumentierten Ausbildung der Etablierung der ALM als anerkanntes und ernstzunehmendes Fach. Insbesondere auch, wenn eine Aufnahme in die Weiterbildungsordnungen der Ärztekammern angestrebt wird.

Nur durch eine solche Ausbildung ist eine hohe Sicherheit bei den Behandlungen erreichbar. Diese ist für ein positives Image der ALM in der Öffentlichkeit von größter Bedeutung. In diesem Rahmen ist auch der Aspekt der dokumentierten Qualitätssicherung von überragender Bedeutung. Diese kann nur durch eine Standardisierung, die unabhängig von einzelnen Lehrpersonen ist, erreicht werden.

Eine möglichst breite Anerkennung der ALM ist sowohl eine Motivation für zukünftige Studenten, eine solche Ausbildung durchzuführen, als auch ein Mittel zur Steigerung der Bekanntheit der qualitätvollen ALM in der Öffentlichkeit. In diesem Zusammenhang muss nochmals darauf hingewirkt werden, dass selbstständige Behandlungen in der ALM nur Ärzten (insbesondere möglichst gut ausgebildeten) vorbehalten bleiben und für Nichtärzte nicht zugänglich sind.

Die dokumentierte Ausbildung ist wichtige Grundlage für die Qualitätssicherung und bringt eine deutlich verbesserte Rechtssicherheit, der letztlich auch in Versicherungsfragen eine Bedeutung zukommen wird (Schildfähigkeit).

Vorrangiges Ziel neben einer hervorragenden Ausbildung muss es sein, den Patienten den Vorteil bestimmter Qualitätsrichtlinien der Ausbildung klar zu machen, damit diese gezielt danach fragen. Das erzeugt Motivation bei den potenziellen Studenten.

2.3 Einführung des Diploma in Aesthetic Laser Medicine (DALM) 2001

Hochschullehrer der Universität Greifswald und renommierte Fachärzte aus Laserzentren in Deutschland, Österreich und der Schweiz haben in einem gemeinsamen Kollegium diese Qualitätsstandards schon 2001 zum Maßstab gesetzt für die Ausbildung in Ästhetischer Lasermedizin und ein entsprechendes Studienprogramm auf universitärem Niveau erarbeitet. Das Studienprogramm ist von der Universität Greifswald mit Beschluss des akademischen Senats genehmigt worden. Das Kultusministerium Mecklenburg-Vorpommern hat die Prüfungsordnung in Kraft gesetzt und im Amtsblatt der Landesregierung veröffentlicht. Akkreditiertes Qualitätsmanagement in der Weiterbildung auf dem Gebiet der Ästhetischen Lasermedizin praktiziert das Studienprogramm DALM damit seit 2001.

2.4 Bedarf zur aktuellen Weiterentwicklung des DALM

Seit der Einführung im Jahr 2001 haben sich neue Entwicklungen in der ALM ergeben. Auch haben sich die didaktischen und juristischen Anforderungen geändert. Schließlich wurden gesetzliche Vorgaben geschaffen, die erfüllt werden müssen.

- **Neue medizinische Erkenntnisse**
Seit dem Jahr 2001, in dem die Lasertechnologie z. T. bereits wissenschaftlich fundiert war und es eine Reihe verschiedener Gerätetypen gab, hat sich die Technik wesentlich weiterentwickelt, und damit haben sich auch die möglichen Indikationen und Technologien vermehrt. Der DALM 2001 hat keinen hierfür geeigneten dynamischen Gegenstandskatalog und keine adäquaten Mechanismen der Qualitätssicherung.

- **Didaktische Entwicklungen**
Im DALM 2001 war bereits in Ansätzen ein dezentrales System von Dozenten und Lehrveranstaltungen vorgesehen. Der allgemeine Boom von Fernstudiengängen zeigt, dass es einen großen

Bedarf für eine solche Organisationsstruktur gibt, insbesondere bei Berufstätigen, die das Studium in ihren Alltag integrieren müssen. Vor allem die wohnortnahe Versorgung mit Studieninhalten hat hohe Priorität. Deshalb muss dieser Aspekt deutlich ausgebaut und optimiert werden. Weiterhin ist die Flexibilisierung der Einstiegsvoraussetzungen für erfahrene Teilnehmer wichtig, um die Anzahl der notwendigen Lehrveranstaltungen an die Vorkenntnisse anpassen zu können. Dies ist im DALM 2001 nicht möglich.

- **Juristische Entwicklungen**

Dem allgemeinen Trend zum kritischen und informierten Patienten folgend ist eine umfassend dokumentierte und qualitätsgesicherte Ausbildung und Durchführung der Behandlungen nach einem wissenschaftlichen Gegenstandskatalog zu fordern. Der DALM 2001 kann dies nicht erfüllen.

- **Bundespräventionsgesetz**

Am 1. Oktober 2005 ist der Entwurf eines Gesetzes zur Stärkung der gesundheitlichen Prävention in Kraft getreten [15]. Dies bedeutet auch für die ALM eine stringente Forderung nach der Etablierung einer Qualitätssicherung. Eine solche ist im Ansatz bereits Bestandteil des DALM 2001, jedoch reicht die bestehende Struktur nicht aus, um die umfassenden Dokumentationspflichten und die erforderliche Transparenz der Ausbildung im Sinne einer professionellen Qualitätssicherung zu realisieren.

Methodik

»Nicht weil es schwer ist,
wagen wir es nicht,
sondern weil wir's nicht wagen,
ist es schwer.«
(Seneca)

In diesem Kapitel wird die Methodik der Analyse des Ist-Status des DALM 2001 beschrieben und bewertet sowie erläutert, wie aufbauend darauf neue Anforderungen entwickelt werden. Dies definiert den Reformbedarf des aktuellen DALM und wie ihm entsprochen werden kann. Hierzu wird einleitend die aktuelle Situation des DALM 2001 skizziert, anschließend evaluiert und aus den dabei erlangten Ergebnissen der tatsächliche Bedarf einer Reformierung hergeleitet.

3.1   Struktur des DALM am Ende der Einführungsphase

DALM wurde 2001 eingeführt, um eine Vereinheitlichung und Optimierung der Ausbildung in der ALM zu erreichen. Die Einführungsphase endete 2006. Die Eckpunkte des bisherigen DALM 2001 sind nachfolgend skizziert [78]:

- **Berufsbegleitende Weiterbildung auf Universitätsniveau**
Das Angebot zum Weiterbildungsstudium richtet sich an Ärzte, die sich berufsbegleitend, aber im Rahmen einer universitären Ausbildung mit Ästhetischer Lasermedizin beschäftigen wollen. Die Studiengangteilnehmer müssen ein abgeschlossenes ärztliches Studium und eine fachärztliche Qualifikation nachweisen.

- **Lehrkörper aus Hochschule, Industrie und Praxis**
Das Weiterbildungsstudium erfolgt unter Betreuung durch ein Kollegium, in das die Universität Greifswald neben den eigenen Hochschullehrern auch Wissenschaftler und Praktiker aus kooperierenden Hochschuleinrichtungen, akademischen Lehrkrankenhäusern, Lehrpraxen, Fortbildungseinrichtungen der Industrie und wissenschaftlichen Fachgesellschaften aufgenommen hat.

- **Problemorientiertes Lernen statt Fachgebietsabgrenzungen**
Im Mittelpunkt des Unterrichts steht das exemplarische, medizinisch-ästhetische Problem und wie die im ärztlichen Kollegium vertretenen Fachgebiete (Dermatologie, Mund-Kiefer-Gesichts-Chirurgie, Hals-Nasen-Ohren-Heilkunde, Kopf- und Halschirurgie, Plastische Chirurgie, Augenheilkunde, Kinderchirurgie, Anästhesiologie, Sozialmedizin und Hygiene) damit umgehen.

- **Studium unabhängig von Campus und Semester**
Das Studium kann campus- und semesterunabhängig und mit Wahlmöglichkeiten zu Termin und Ort der Lehrveranstaltungen durchgeführt werden.

- **Modularisierung**
Das Studienprogramm ist modularisiert mit Rücksicht auf die stark unterschiedlichen Fachkompetenzen und Ausbildungsinteressen der Studiengangteilnehmer und ihre individuelle berufliche Inanspruchnahme.

- **Studienplanung mit Betreuungsvertrag**
Die Studienteilnehmer schreiben sich an der Universität Greifswald ein, schließen einen Betreuungsvertrag mit dem Studiensekretariat ab und organisieren mit dessen Hilfe ihr Ausbildungsprogramm selbstständig und individuell. In dem gebührenpflichtigen Weiterbildungsstudiengang werden die Kosten für die fachliche Ausbildung und für die organisatorische Betreuung von den Studiengangteilnehmern selbst getragen.

Inhaltlich existieren weit gefasste Vorgaben, jedoch ohne eine detaillierte Spezifikation der erforderlichen inhaltlichen Kenntnisse im Sinne eines Gegenstandskatalogs. Im Zuge einer inhaltlichen und strukturellen Qualitätssicherung sind jedoch greifbare und quantifizierbare Anforderungsdefinitionen unabdingbar. Diese sollten in einer möglichst dynamisch an wechselnde Anforderungen anpassbaren Art und Weise formuliert werden.

3.2 Evaluation der bisherigen Konzeption

Zur Erhebung des Ist-Status des initialen DALM-Konzepts wurden ex post Absolventen und Studienabbrecher im Zeitraum 11/2006 bis 2/2007 befragt. Des Weiteren liegt der Evaluation ein mündlicher Bericht des Studiensekretariats zugrunde. Die nachfolgende Darstellung fasst die Ergebnisse der Bestandsaufnahme im Sinne einer Kritik am DALM 2001 zusammen:

- Der Studiengang ist **überreguliert**. Die Einteilung in Klinische Propädeutik, Technische Propädeutik, Praktikum Auskultando, Praktikum Assistente, Praktikum Hospitando und Praktikum Practicando lehnte sich ursprünglich an den Ausbildungskanon in anderen klinischen Fächern an. Es wurde jedoch übereinstimmend festgestellt, dass die Zergliederung in der beschriebenen Weise für den Bereich der ALM zu unflexibel ist.
- Die starre Studienordnung wurde als **unflexibel** angesehen, da sie der sehr heterogenen Vorbildung der Teilnehmer nicht gerecht wird.
- In die gleiche Richtung geht die Kritik am **Fehlen einer Anrechnungsmöglichkeit** für Kenntnisse erfahrener Studierender. Auch langjährige Laseranwender mussten die Basispraktika durchlaufen.
- Aufgrund der dezentralen Lage der Universität Greifswald wurde der **geringe persönliche Kontakt** beanstandet, der normalerweise bei einer kleinen Universität erwartet wird.
- Der **Verwaltungsaufwand** mit Kosten von 500 Euro pro Semester wurde als deutlich überhöht angesehen.
- Das **universitätsferne Konzept** mit ausgelagertem, privatem Studiensekretariat als erstem Ansprechpartner wurde bemängelt.
- Da keine festen Termine für Lehrveranstaltungen oder Prüfungen existierten, war die **Terminplanung** erschwert.
- Es existierte **kein Gegenstandskatalog**. Dadurch war kein verbindlicher Studieninhalt definiert, der auch Ansprüchen der Qualitätssicherung entspricht. So war es möglich, dass Absolventen in manchen Fällen über weite Bereiche der ALM nicht informiert waren.

- Der Studiengang war nur auf deutschsprachige Studierende ausgerichtet, es fehlte ein **internationales Studienangebot**.
- Die Möglichkeit der **Diskussion** zwischen Studierenden, Dozenten und Alumni wurde als zu gering ausgeprägt bewertet. Es fehlten Mechanismen und Foren zum effektiven Gedankenaustausch.

3.3 Prioritätensetzung des Reformbedarfs im DALM

Aus den Evaluationen ergeben sich bestimmte Anforderungen für eine Reform des DALM, um ihn an die veränderten Rahmenbedingungen anzupassen und um insgesamt die bereits hohe Qualität weiter anzuheben. Die Prioritätensetzung wird nachfolgend unter verschiedenen Gesichtspunkten beleuchtet.

3.3.1 Inhaltliche Qualitätssicherung

Durch die Vielzahl der Geräte und Indikationen hat sich die Komplexität der Behandlungen in der ALM erhöht. Dieser Entwicklung muss im Rahmen der Ausbildung Rechnung getragen werden.

Durch die wachsende Erfahrung der professionellen Laseranwender entstanden neue Erkenntnisse über die Wirkungsweise von Lasern, das Entstehen von Begleitreaktionen und darüber, wie sie zu verhindern sind. Diese haben Eingang gefunden in eine Reihe von Lehrbüchern zur Lasertherapie [49, 63] und Fachartikel [5]. Auch die Fachgesellschaften, allen voran die **Deutsche Dermatologische Lasergesellschaft** DDL, haben Leitlinien herausgegeben, an denen sich eine qualitätsgesicherte Laseranwendung orientieren soll [53].

Diese inhaltlichen Erweiterungen müssen in einer universitären Ausbildung berücksichtigt werden und in geeigneter Form Eingang in einen dynamischen Gegenstandskatalog finden, der fortlaufend an neue Erfordernisse angepasst werden kann.

3.3.2 Organisatorische Qualitätssicherung

Die dezentrale Organisation von DALM erfordert besonders leistungsfähige Kommunikationsstrukturen, damit der Kontakt zwischen den Studenten und der Universität eng und zeitlich andauernd bleibt. Eine zentrale Rolle kommt hierbei dem Studiensekretariat zu. Dieses ist der erste und hauptsächliche Anlaufpunkt für die Studenten. Eine möglichst reibungsfreie Integration des Sekretariats in die Universität ist daher wünschenswert. Das bisherige **externe** Sekretariat hat gute Arbeit geleistet, jedoch lassen die räumlich und organisatorisch nicht gegebene Verzahnung mit der Universität und der Kostenaspekt eine Rückverlagerung der Verwaltung im Sinne eines **internen** Sekretariats an die Universität Greifswald sinnvoll erscheinen.

Auch die zweigeteilte vertragliche Bindung sowohl an die Universität als auch an das externe Studiensekretariat wurde durch die Studierenden als ungewöhnlich und hinderlich, schließlich auch als finanziell ungünstig eingestuft.

Eine häufige und inhaltlich sowohl ansprechende als auch gehaltvolle Kontaktaufnahme des Sekretariats mit den Studenten, Studienanwärtern und Alumni ist von größter Wichtigkeit.

3.3.3 Juristische Qualitätssicherung

Die heutigen Patienten sind wesentlich detaillierter informiert als im Jahr 2001. Das World Wide Web und andere Medien verbreiten z. T. sachliche Informationen, zunehmend jedoch auch Fehlinformationen, sei es durch Unwissenheit oder bewusst zur Meinungsbildung. Dies macht die Patienten insgesamt kritischer als früher.

Hinzu kommt eine Tendenz, eher juristisch gegen Behandlungsfehler vorzugehen. Wir sind auf dem Wege zu amerikanischen Verhältnissen. Durch die komplexeren Behandlungen ergeben sich mehr Fehlermöglichkeiten. Dieser rechtlichen Problematik kann nur durch eine sehr fundierte, dokumentierte, zertifizierte und laufend evaluierte Ausbildung und später eine dementsprechende Arbeitsweise begegnet werden.

Gerade für diesen Aspekt bietet sich eine stärkere Standardisierung und Qualitätssicherung, insbesondere durch einen dynamischen Gegenstandskatalog, an.

3.3.4 Bildungspolitische Qualitätssicherung

DALM ist ein kostenpflichtiger Studiengang, und daher erwarten die Absolventen einen Vorteil als Ergebnis ihrer Bemühungen. Dieser Vorteil ist zurzeit v. a. ein akademischer, jedoch sind die meisten Studierenden auch an wirtschaftlichen Vorteilen interessiert. DALM soll ihnen mehr Patienten bringen, und die Patienten sollen zufriedener sein und besser behandelt werden können. Doch hierfür ist DALM noch zu unbekannt. Die Öffentlichkeitsarbeit ist daher ein wesentlicher Ansatzpunkt, um die Motivation der Studierenden zu steigern.

DALM 2001 ist konzipiert worden mit einer straffen Ordnung und Abfolge von Orientierungsmodul, Klinischer Propädeutik, Technischer Propädeutik, einem Praktikum in Beobachterposition, einem Praktikum in Mitwirkungsposition, einem Praktikum in begleiteter Behandlung und einem Praktikum mit Behandlung und späterer Supervision. Die Einhaltung dieser Abfolge war in der Frühzeit der Ästhetischen Lasermedizin sinnvoll, weil viele ärztliche Kolleginnen und Kollegen den Weiterbildungsstudiengang ohne Vorkenntnisse aufnahmen.

Die Situation hat sich heute geändert: Viele Studiengangteilnehmer und Interessenten verfügen bereits über umfangreiche eigene Anwendungserfahrungen und vertiefte Kenntnisse, sie suchen einen individuellen Lehrplan. Viele Informationsveranstaltungen und Übungskurse auf hohem Niveau werden außerhalb des Laserstudiums angeboten, dieses Potenzial soll heute auch genutzt werden.

3.3.5 Präventionsorientierte Qualitätssicherung

Zweck des Bundespräventionsgesetzes [15] ist es, Gesundheit, Lebensqualität, Selbstbestimmung und Beschäftigungsfähigkeit durch gesundheitliche Aufklärung und Beratung sowie Leistungen zur gesundheitlichen Prävention altersadäquat zu erhalten und zu stärken. Dem Auftreten von Krankheiten und ihrer Verschlimmerung soll entgegengewirkt und Einschränkungen der Erwerbsfähigkeit sowie der Eintritt einer Behinderung und von Pflegebedürftigkeit sowie deren Verschlimmerung sollen vermieden oder verzögert werden. Ein wichtiges Beispiel hierfür sind die Krebsvorsorgeuntersuchungen [58].

Gesundheitliche Prävention im Sinne dieses Gesetzes ist

— primäre Prävention als Vorbeugung des erstmaligen Auftretens von Krankheiten,

— sekundäre Prävention als Früherkennung von symptomlosen Krankheitsvorstadien und Krankheitsfrühstadien,

— tertiäre Prävention als Verhütung der Verschlimmerung von Erkrankungen [58] und Behinderungen sowie der Vorbeugung von Folgeerkrankungen und

— Gesundheitsförderung als Aufbau von individuellen Kompetenzen sowie gesundheitsförderlicher Strukturen, um das Maß an Selbstbestimmung über die Gesundheit zu erhöhen.

ALM im Sinne dieses Gesetzes kann gesehen werden als primäre, sekundäre und auch tertiäre Prävention in Bezug auf ästhetische Indikationen [19]. Das Gesetz fordert unmissverständlich eine wirksame Qualitätssicherung. Dies ist in § 20 festgelegt:

§ 20 Wirksamkeit und Qualitätssicherung
(1) … Maßnahmen der gesundheitlichen Aufklärung nach § 13 sowie Leistungen zur Prävention und Gesundheitsförderung in Lebenswelten nach § 17 dürfen von den sozialen Präventionsträgern nur erbracht oder gewährt werden, wenn vorab der Nachweis eines präzisen, nachvollziehbaren und erfolgversprechenden Konzepts einschließlich eines Konzepts zum Qualitätsmanagement im Sinne des Absatzes 2 geführt wird.

(2) Die Erbringer von Leistungen und Maßnahmen nach Absatz 1 stellen ein Qualitätsmanagement sicher, das durch zielgerichtete und systematische Verfahren und Maßnahmen die Qualität der Leistungen gewährleistet und kontinuierlich verbessert…

(3) Der Stiftungsrat der Stiftung Prävention und Gesundheitsförderung beschließt Empfehlungen zu Anforderungen und Kriterien für die Voraussetzungen nach Absatz 1, die Qualität und die Qualitätssicherung der Leistungen zur primären Prävention und Gesundheitsförderung (Qualitätsstandards)…

(4) Zur Überprüfung der Qualität und Qualitätssicherung nach diesem Gesetz entwickelt die Stiftung Prävention und Gesundheitsförderung Kriterien und Methoden der Qualitätskontrolle. Die Stiftung und die gemeinsamen Entscheidungsgremien nach § 18 Abs. 1 veranlassen in der Regel gemeinsam eine stichprobenhafte Qualitätskontrolle der Maßnahmen und Leistungen zur gesundheitlichen Prävention. …

In der Summe wird eine Qualitätssicherung mit geeigneten Kontrollmechanismen im Bereich der Prävention, nach dem zuvor Gesagten auch im Bereich der ALM gefordert. Eine solche zu implementieren, ist das Ziel der Restrukturierung des DALM auf der Grundlage der vorliegenden Arbeit.

Ergebnisse

»Erfolg beruht zu 5% auf Inspiration
und zu 95% auf Transpiration.«
(Thomas Edison)

4.1 Studienstruktur des reformierten neuen DALM

Für DALM muss ein Curriculum ähnlich den Weiterbildungsordnungen der Ärztekammern bzw. den Anforderungen in anderen Studiengängen, v. a. der Medizin, existieren. Die inhaltliche Definition eines wissenschaftlichen **Gegenstandskatalogs** ist notwendig. Hierbei sollten der aktuelle Stand der wissenschaftlichen Erkenntnisse sowie Leitlinien von Fachgesellschaften (z. B. DDL) zugrunde gelegt werden. Bezüglich der Prüfungsmodalitäten sollten zusätzlich zur abschließenden Diplomprüfung auch praktische Prüfungen, z. B. im Rahmen der Praktika, erfolgen. Diese erstrecken sich auf den Stoff des Gegenstandskatalogs. Ebenso sollte die Diplomprüfung neben dem Vortragsteil einen umfangreicheren Fragenteil enthalten, der sich auf den Stoff des Gegenstandskatalogs bezieht. Das bisherige Studienprogramm ist sehr allgemein gehalten und legt im Detail, insbesondere inhaltlich, wenig fest. Es muss durch einen Gegenstandskatalog präzisiert, erweitert und differenziert werden.

Als Ergebnis der vorliegenden Arbeit findet sich in den folgenden Abschnitten der Entwurf einer Studienstruktur für DALM, der die oben angeführten Forderungen erfüllt. Hierdurch ergibt sich eine wesentliche Erweiterung und Differenzierung der bisherigen Studienstruktur mit dem Ziel der Qualitätssicherung in der Ästhetischen Lasermedizin durch universitäre Ausbildung.

4.1.1 Gegenstandskatalog

Nachfolgend findet sich ein Entwurf für einen auf dem bisherigen Studienprogramm basierenden neu entwickelten Gegenstandskatalog mit wesentlichen inhaltlichen Erweiterungen und Differenzierungen. Vom Format her sollte er sich an den **Logbüchern** der Ärztekammern für die Zusatzweiterbildungen orientieren. Vom Prinzip her sollte der Gegenstandskatalog **dynamisch** sein, d. h. sich

an wandelnde Anforderungen und neue medizinisch-wissenschaftliche Entwicklungen anpassen können.

Die Zusatzweiterbildung Ästhetische Lasermedizin ist vorrangig auf die berufliche Praxis der Ästhetischen Medizin ausgerichtet und soll zu folgenden Themen wissenschaftlich fundiert Kenntnisse vermitteln.

- **Grundlagen**
Laserphysik für Mediziner; Prinzipien der Lasertechnologie in der Medizin; Lasersicherheit in Praxis, Klinik und Forschung; Methoden der Grundlagenforschung und der anwendungsorientierten Forschung in der Ästhetischen Chirurgie und Lasermedizin.

- **Praxis**
Praxis der Ästhetischen Lasermedizin (Details s. unten); konservative Therapiemöglichkeiten ästhetischer Probleme; nichtchirurgische Techniken (Botulinumtoxin, Filler u. a.) auch im Zusammenhang mit Laseranwendungen; Prinzipien der Ästhetischen Chirurgie; unterstützende Maßnahmen im Zusammenhang mit Ästhetischer Chirurgie und Lasermedizin.

- **Management**
Praxismanagement in der Ästhetischen Chirurgie und Lasermedizin; rechtliche und betriebswirtschaftliche Aspekte in der Praxis der Ästhetischen Chirurgie und Lasermedizin; Marketing in der Ästhetischen Chirurgie und Lasermedizin.

- **Ethik**
Werte, Ethik und Sinnhaftigkeit der Ästhetischen Medizin, auch aus Sicht der Geistes-, Gesellschafts- und Kulturwissenschaften.

Im Bereich der **Praxis der Ästhetischen Lasermedizin** sollen zu folgenden Indikationen oder Problemstellungen jeweils umfassende theoretische und praktische Kenntnisse vermittelt werden. In Klammern ist jeweils aufgeführt, welche häufigen praxisrelevanten Indikationen als Mindestanforderung supervidiert behandelt werden müssen:

- Benigne pigmentierte Hautveränderungen (Becker-Nävus, Lentigo benigna, postinflammatorische Hyperpigmentierungen)

- Benigne Tumoren und organoide Nävi (epidermaler Nävus, fibröse Nasenpapel/Angiofibrom, Neurofibrom, papillomatöser dermaler Nävus, seborrhoische Keratose, Syringom, Talgdrüsenhyperplasie, Xanthelasma palpebrarum)
- Dyschromien (Schmucktätowierung, Permanent Make-up, Schmutztätowierung)
- Entzündliche Dermatosen und Erkrankungen des Bindegewebes [Acne inversa (Assistenz), Lupus erythematodes, Psoriasis vulgaris, Striae distensae, Vitiligo]
- Falten und Aknenarben (Skinresurfacing, Subsurfacing, fraktionelle Photothermolyse)
- Narben (atrophe Narben, hypertrophe Narben, Keloide)
- Photoepilation (mit mindestens 2 Technologien an mindestens 6 Patienten der Hauttypen 1–4)
- Vaskuläre Hautveränderungen (Angiom, Besenreiser, Granuloma pyogenicum, Hämangiom, Naevus flammeus, Spider-Nävus, Teleangiektasien, venöse Malformationen)
- Virale Hautveränderungen (Condylomata acuminata, Molluscum contagiosum, Verruca vulgaris)

Für jede Indikation sollte zumindest eine Behandlung in der Assistenz, der begleiteten Durchführung und der Durchführung unter Supervision nachzuweisen sein. Zu Indikationen jeder der Indikationsgruppen sollte der Absolvent in der Lage sein

- die geeignete Therapie auszuwählen,
- ggf. Alternativtherapien anbieten zu können,
- die Eignung oder Nichteignung eines Patienten für eine bestimmte Therapie festzustellen,
- ein Beratungsgespräch zu führen,
- Problemfälle zu erkennen,
- eine Therapie sicher und effektiv durchzuführen,
- prä-, peri- und postoperative Maßnahmen zu beherrschen,
- Behandlungsfehler zu vermeiden und ggf. mit ihnen umgehen zu können.

Weiterhin sollten grundlegende Eigenschaften sowie die Handhabung der gebräuchlichsten Laser- und Lichtsysteme in der Praxis beherrscht werden:

- Alexandritlaser (gütegeschaltet und langgepulst)
- CO_2-Laser
- Diodenlaser
- Er:YAG-Laser
- Excimer-Laser
- Farbstofflaser
- Fraktionelle Laser
- KTP-Nd:YAG-Laser (gütegeschaltet und langgepulst)
- Nd:YAG-Laser (gütegeschaltet und langgepulst)
- Rubinlaser (gütegeschaltet)
- IPL-Technologie
- Bi- und unipolare RF-Technologie
- PDT und Laser

Diese Fähigkeiten sollen sowohl in den Praktika als auch theoretisch beim Abschlusskolloquium überprüft werden. Ihre Beherrschung ist Grundlage für einen erfolgreichen Abschluss des DALM.

Der Gegenstandskatalog sollte im Studienbuch aufgeführt werden. Bei den jeweiligen Lehrveranstaltungen bestätigen die Dozenten die jeweils erfolgreich absolvierten Anteile.

4.1.2 Flexibilisierung, Individualisierung und Studienberatungsgespräch

Die Strukturreform im Sinne der Flexibilisierung des Studiengangs ist ein wichtiger Schritt. Es ist zu bedenken, dass die Studenten zumeist voll im Berufsleben stehende Ärzte mit engem Zeitbudget sind. Insbesondere bei Vorliegen von Vorkenntnissen ist das Gewähren von Studienerleichterungen sehr sinnvoll und erhöht die Akzeptanz. Äußerst wichtig im Rahmen der Qualitätssicherung ist hierbei jedoch die sichere Feststellung der entsprechenden Vorkenntnisse in Bezug auf den Gegenstandskatalog. Nur so kann die Qualität hoch gehalten werden.

Am Anfang steht ein individuelles, persönliches Studienberatungsgespräch mit einem der Professoren der Universität Greifswald. Die Beratung findet statt am Rande eines Dies academicus (jeden letzten Samstag im Monat; Veranstaltungsort variiert). Eine Anmeldung ist erforderlich. Bei dem Gespräch geht es um Zulassungsvoraussetzungen, die individuelle thematische Schwerpunktsetzung, einen persönlichen Ausbildungsplan und spätere Prüfungsmodalitäten.

Gegebenenfalls können bei diesem Gespräch auch im Sinne einer Flexibilisierung des Studienprogramms Vorleistungen auf dem Gebiet der Ästhetischen Lasermedizin und Vorkenntnisse anerkannt werden, die im persönlichen Fall zu einer Reduktion der Scheinzahlanforderungen führen. Deshalb sollten zu diesem Gespräch auch Zeugnisse, Urkunden, eigene Publikationen, Behandlungsnachweise und alles mitgebracht werden, was den eigenen Ausbildungsstand erkennbar macht.

Die definitive Studienaufnahme erfolgt dann mit einer Einschreibung als Gasthörer an der Universität Greifswald. Die damit im DALM eingeschriebenen Studierenden stellen danach individuell und selbstständig durch Anmeldung bei den Dozenten der Wahl ihr Programm von Seminaren und Praktika zusammen.

4.1.3 Lehr- und Lernformen

Die Lehrinhalte des Studiengangs werden in Seminaren und Praktika sowie im Eigenstudium vermittelt. Diese formalen Anforderungen mit Einbeziehung von Testaten sind eine wichtige Voraussetzung für die Zertifizierung bei den Ärztekammern.

Bei der bisherigen Regelung bezüglich der Anzahl der notwendigen Scheine spielten inhaltliche Erwägungen keine Rolle. Das bedeutete, dass ein Student nicht notwendigerweise alle Bereiche des Gegenstandskatalogs abdecken musste.

In Abgrenzung von der bisherigen Praxis und Orientierung an der Zielsetzung und medizinischen Notwendigkeit sollte die Anzahl der notwendigen Seminare bzw. Praktika daher systematisch und differenziert an der Erfüllung inhaltlicher Vorgaben gemessen werden. Hier sind insbesondere die Dozenten gefordert. Es kann durchaus sein,

dass in manchen Praktika mehr Inhalte vermittelt werden als in anderen.

Ein besseres Maß als die Anzahl notwendiger Lehrveranstaltungen ist die Forderung nach Erfüllung einer bestimmten inhaltlichen Vorgabe, beispielsweise der Assistenz, der begleiteten Durchführung und der Durchführung unter Supervision bei einer bestimmten Anzahl von Behandlungen für eine definierte Liste von Indikationen oder Indikationsgruppen des Gegenstandskatalogs.

Jeder Dozent soll in geeigneter Form (z. B. in einer standardisierten Eigendarstellung seines Zentrums auf der Website des Studiengangs) angeben, welche Bereiche des Gegenstandskatalogs er in Theorie und Praxis abdecken kann. Dies kann dann von Studenten bei der Auswahl der Seminar- und Praktikumsorte genutzt werden. Hierdurch wird auch die Motivation der Dozenten gefördert, eine thematisch möglichst breite Ausbildung anzubieten, da hierdurch für die Studenten die Anzahl der notwendigen Lehrveranstaltungen verringert werden kann.

- **Seminare**

Die grundlegenden Seminare finden am allmonatlichen **Dies academicus** statt, regelmäßig an jedem letzten Samstag eines Monats und das ganze Jahr hindurch. Der Dies hat die Form eines ganztägigen Seminars unter wechselnder Beteiligung aller Dozenten und jeweils in der Einrichtung des federführenden Kollegen. Im Sinne einer wohnortnahen Versorgung mit Lehrveranstaltungen erhöht dies die Akzeptanz des Studiengangs. Die aktuelle Liste der Veranstaltungen wird auf der Website des Studiengangs veröffentlicht. In Kurzvorträgen oder Seminaren wird das im Gegenstandskatalog geforderte Wissen vermittelt. Praktische Demonstrationen können die theoretische Darstellung unterstützen.

Eine Anmeldung zur Teilnahme ist erforderlich bei dem gastgebenden Dozenten. Die Teilnahmegebühr wird vom Dozenten festgelegt. Die erfolgreiche Teilnahme wird bestätigt auf einem Seminarschein, den der Dozent nach Bestehen eines Testats ausstellt.

Ein vollständiges Studienprogramm umfasst 8 Seminarscheine, die alle Bereiche des Gegenstandskatalogs abdecken, ausgestellt von mindestens 4 verschiedenen Dozenten. Die Studienleistung wird im Studienbuch dokumentiert. Jeder Dozent gibt auf der DALM-Website an, welche theoriebezogenen Bereiche des Gegenstandskatalogs er mit den jeweiligen Veranstaltungen abdecken kann. Informationen zu Websites und Dokumenten sind in ▶ Anhang 3 zu finden.

- **Praktika**

Die grundlegenden Praktika sind die individuell verabredeten **Hospitationen** in den Praxen der Dozenten. Zum Ausbildungsprogramm gehört das Beobachten, die Assistenz, das selbstständige Durchführen unter Hilfestellung und das selbstständige Durchführen von lasermedizinischen Behandlungen unter Supervision. Die Anmeldung zur Hospitation erfolgt direkt bei einem Dozenten eigener Wahl. Die erfolgreiche Teilnahme an einem Praktikum wird durch einen Praktikumsschein bestätigt, der vom Dozenten nach Bestehen eines praxisbezogenen Testats mit praktischer Prüfung ausgestellt wird.

Zum vollständigen Studienprogramm gehören 8 Praktikumsscheine, die alle Bereiche des Gegenstandskatalogs abdecken, ausgestellt von mindestens 4 verschiedenen Dozenten verschiedener Laserzentren. Die Studienleistung wird im Studienbuch dokumentiert. Jeder Dozent gibt auf der DALM-Website an, welche praxisbezogenen Bereiche des Gegenstandskatalogs er mit den jeweiligen Veranstaltungen abdecken kann. Informationen zu Websites und Dokumenten sind in ▶ Anhang 3 zu finden.

- **Selbststudium**

Das Selbststudium durch Teilnahme an weiteren Lehrveranstaltungen, fachwissenschaftlichen und technischen Kongressen und Fortbildungen außerhalb des regulären Studienprogramms wird ausdrücklich empfohlen. Es dient zu Beginn auch einer allgemeinen Orientierung im Fachgebiet. Eine formlose Teilnahmebescheinigung für eine derartige, als Orientierungsmodul zertifizierte Konferenz muss bei der späteren Prüfungsanmeldung vorgelegt werden und wird als Orientierungsschein bewertet. Mindestens 4 weitere Teilnahmebescheinigungen dokumentieren das Selbststudium.

Eine wissenschaftliche Vertiefung in der Ästhetischen Lasermedizin wird fakultativ allen Studierenden und auch Absolventen des DALM angeboten. Eine individuelle Rücksprache mit einem Dozenten der Wahl ist anzuraten.

4.1.4 Prüfungen zum DALM

- **Schriftliche Prüfung am Dies academicus**

In dieser Prüfung wird festgestellt, ob die am jeweiligen Dies academicus unterrichteten Inhalte verstanden und verinnerlicht wurden. Die Prüfung wird vom jeweils ausrichtenden Dozenten durchgeführt, ausgewertet und das Ergebnis (bestanden/nicht bestanden) auf der Teilnahmebescheinigung sowie im Studienbuch bestätigt.

Jeder Frage wird entsprechend ihrem Schwierigkeitsgrad ein bestimmter Punktwert zugeordnet. In ▶ Anhang 2 findet sich eine Liste mit Musterfragen zum Gegenstandskatalog als Orientierungshilfe. Bei der Zusammenstellung der Fragen sollten die im Seminar behandelten Themen berücksichtigt werden. Die Prüfung gilt als bestanden, wenn 60% der maximal erreichbaren Punktzahl erzielt wurden. Eine nicht bestandene Prüfung kann nicht wiederholt werden. Bei Nichtbestehen muss die ganze Veranstaltung wiederholt werden.

- **Praktische Prüfung bei Hospitationen**

In dieser Prüfung wird festgestellt, ob die in der jeweiligen Hospitation demonstrierten und unterrichteten Inhalte verstanden und verinnerlicht wurden. Die Prüfung wird vom jeweils ausrichtenden Dozenten durchgeführt, ausgewertet und das Ergebnis (bestanden/nicht bestanden) auf der Teilnahmebescheinigung sowie im Studienbuch bestätigt. Die Fragen der Prüfung können in Anlehnung an die Musterfragen in ▶ Anhang 2 formuliert werden und sollten insbesondere praktische Aspekte berücksichtigen, die in der Hospitation vermittelt wurden. Sie können auch in Form eines Rollenspiels gestellt werden, in dem beispielsweise der Dozent den Patienten simuliert und der Prüfling ein Aufklärungsgespräch führen soll.

Jeder Frage wird entsprechend ihrem Schwierigkeitsgrad ein bestimmter Punktwert zugeordnet. Die Prüfung gilt als bestanden, wenn 60% der maximal erreichbaren Punktzahl erzielt wurden. Eine nicht bestandene Prüfung kann nicht wiederholt werden. Bei Nichtbestehen muss die ganze Veranstaltung wiederholt werden.

- **Diplomarbeit**
Zur Vorbereitung auf die Diplomprüfung und zum Nachweis der Fähigkeit exakten wissenschaftlichen Arbeitens im Bereich der ALM wird die Anfertigung einer schriftlichen Diplomarbeit von jedem Prüfungskandidaten verlangt. In dieser sollen in wissenschaftlicher Form Fallberichte zu mindestens 3 Patienten mit Indikationen aus verschiedenen Gebieten der ALM enthalten sein. Die Behandlungen müssen vom Kandidaten selbst durchgeführt und dokumentiert worden sein. Bei der Erstellung der Arbeit soll auf wissenschaftliche Qualität und ansprechende Darstellung Wert gelegt werden. Insbesondere wird die Verwendung von qualitativ hochwertigem Bildmaterial gefordert.

Die Einhaltung dieser Kriterien wird von den Prüfern im Rahmen des Zulassungsverfahrens festgestellt. Eine als geeignet bewertete Diplomarbeit ist ein notwendiges Kriterium für die Zulassung zur Diplomprüfung.

- **Diplomprüfung an der Universität Greifswald**
Am Ende des Ausbildungsgangs steht die Abschlussprüfung an der Universität Greifswald. Sie erfolgt nach einer Prüfungsordnung, die von der Universität aufgrund der in der vorliegenden Arbeit vorgestellten Differenzierung und Erweiterung der inhaltlichen Anforderungen beschlossen und vom Kultusministerium in Kraft gesetzt werden wird. Die Prüfungsordnung wird im Internet einsehbar sein. Prüfungstermine sind regelmäßig der letzte Samstag im März (Wintersemester) und im September (Sommersemester). Die Prüfung findet statt an der Universität Greifswald. Eine Anmeldung ist erforderlich.

Zugelassen zur Prüfung wird, wer
- 8 Seminarscheine aus mindestens 4 Laserzentren und
- 8 Praktikumsscheine aus mindestens 4 Laserzentren, die jeweils in der Summe die Anforderungen des Gegenstandskatalogs abdecken, und
- 1 Orientierungsschein vorlegen kann, dazu

- mindestens 4 Zertifikate, die das Selbststudium nachweisen, sowie
- die oben beschriebene Diplomarbeit.

Außerdem notwendig sind:
- der Nachweis einer abgeschlossenen Facharztweiterbildung.
- und Belege für die regelmäßige Einschreibung an der Universität Greifswald und für die Teilnahme an einem Laserschutzkurs.

Im Sinne der Flexibilisierung nach ▶ Abschn. 4.1.2 kann die Anzahl der geforderten Scheine reduziert werden. Nach erfolgreich bestandener Prüfung wird das **Diploma in Aesthetic Laser Medicine** verliehen.

Die Diplomprüfung besteht aus 2 Teilen.
- Gefordert wird ein **Vortrag**, in dem der Kandidat 3 selbst behandelte Fälle in der ALM vorstellen und erörtern soll, die in der Diplomarbeit beschrieben wurden. Diese Fälle sollten verschiedenen Indikationsbereichen der ALM entstammen. Die Dauer der Präsentation beträgt etwa 30 min, und sie soll mit eigenem, qualitativ hochwertigem Bildmaterial erfolgen.
- Daran schließt sich eine **mündliche Prüfung** an, in der wesentliche Teile des Gegenstandskatalogs geprüft werden sollen. Hierbei sollten insbesondere Themen geprüft werden, die nicht Teil der vorangegangenen Präsentation waren. Es sollten in der Prüfung Themen im Sinne des **problemorientierten Lernens (POL)** in größeren Zusammenhängen geprüft werden. Beispielsweise könnte ein Beratungsgespräch in Form eines Rollenspiels simuliert werden. Die Dauer der mündlichen Prüfung beträgt ebenfalls 30 min.

Je nach Verfügbarkeit geeigneter Lasergeräte kann auch ein **praktischer Prüfungsteil** Teil der Diplomprüfung sein.

Die Prüfungen werden jeweils mit **bestanden** oder **nicht bestanden** bewertet. Eine Notenvergabe findet nicht statt. Eine nicht bestandene Prüfung kann nach 3 Monaten einmal wiederholt werden.

4.1.5 Kollegium

Die akademische Studienleitung liegt bei Professor Metelmann. Zum Leitungsgremium gehören daneben die Herren Westermann, Drosner und Hammes. Mit den Verbindungen zu einer der maßgeblichen wissenschaftlichen Fachgesellschaften in der ALM, der Deutschen Dermatologischen Lasergesellschaft (DDL) ist Herr Seeber betraut. Eine Liste der aktuell verpflichteten Dozenten findet sich in ▶ Anhang 1.

Die Ausbildung stützt sich auf Seminare und Praktika, die von den Dozenten des Kollegiums in ihren Einrichtungen in ganz Deutschland, Österreich und der Schweiz angeboten werden. Die Lehrleistung wird von den Dozenten persönlich erbracht, eine Delegation ist nicht möglich. Bei Praktika können Assistenten unter Supervision der Dozenten im Rahmen von Kleingruppendemonstrationen tätig werden, ein selbstständiger praktischer oder theoretischer Unterricht durch Assistenten findet nicht statt.

Die Qualifikation der Dozenten ist essenziell für einen Erfolg des Studiengangs und eine nachhaltige Qualitätssicherung. Die Qualifizierungskriterien eines Dozenten umfassen:

- Besitz des Titels DALM
- Fachärztliche Qualifikation
- Lasertherapeutische Expertise, nachgewiesen durch
  - eine große dokumentierte Zahl erfolgreich selbstständig durchgeführter Laserbehandlungen verschiedener, auch höherer Schwierigkeitsgrade mit verschiedenen Lasersystemen
  - Publikationen in laserbezogenen, wissenschaftlichen Zeitschriften mit Peer-Review
  - Vortragstätigkeit auf Laserkongressen
- Pädagogische Eignung, nachgewiesen durch
  - Lehrerfahrung an einer Hochschule oder sonstigen geeigneten Bildungseinrichtungen
  - aktive Teilnahme an Fachkongressen
  - breites Fachwissen in der ALM
  - langjährige praktische Erfahrung in der ALM
  - Verpflichtung zu ständiger Fortbildung
  - Verpflichtung zur Curriculumtreue, d. h. zur Durchführung der Lehrveranstaltungen

unter Berücksichtigung des Gegenstandskatalogs und der Prüfungsordnung
- Bereitschaft zur Mitwirkung an Prüfungen und anderen organisatorischen Aufgaben im Rahmen von DALM, insbesondere zur Durchführung von Seminaren und Praktika
- Bereitschaft zur Beteiligung an der Betreuung von Studenten durch Beantwortung von Fragen im Internetforum des DALM und durch Beteiligung an der Weiterentwicklung der Inhalte der Website des DALM

Bei neu zu bestellenden Dozenten kann anfangs eine Supervision durch die Studienleitung erfolgen, um sicherzustellen, dass die notwendige Qualifikation gegeben ist. Eine Dozentur ist immer auf 4 Semester befristet. Es existiert eine Verlängerungsoption um jeweils weitere 4 Semester. Dieser kann von der Studienleitung zugestimmt werden, wenn die notwendige Qualifikation weiterhin besteht. Hiermit und durch die Verpflichtung zu ständiger Fortbildung auf dem Gebiet der ALM und darüber hinaus kann die Qualität der Ausbildung langfristig hoch gehalten werden.

4.1.6 Verwaltung

Die Verwaltung des Studiengangs sollte möglichst effizient und einfach arbeiten. So viel wie möglich sollte automatisiert ablaufen, um Kosten zu sparen. Wie durch die Evaluation gefordert, sollte die Verwaltung universitätsnah und persönlich sein (▶ Abschn. 3.2).

▪ Mailinglisten

Die Kommunikation kann im Wesentlichen per E-Mail erfolgen. Für den Studiengang wurden folgende Mailinglisten im Rechenzentrum der Universität Greifswald eingerichtet und werden dort kostenfrei zur Verfügung gestellt:

dalm@uni-greifswald.de Diese offene Mailingliste, in die sich jeder Interessent selbst eintragen kann, dient der allgemeinen Information über den Studiengang und kann für allgemeine Bekanntmachungen genutzt werden. Durch eine Antwort an die Mailingliste kann unter den Mitgliedern eine Diskussion zu einem bestimmten Thema begonnen werden. Diese Art der Informationsvermittlung und verteilten Kommunikation hat sich in unzähligen Anwendungsfällen bewährt.

dalmstud@uni-greifswald.de Diese geschlossene Mailingliste ist für eingeschriebene Studenten des Studiengangs gedacht. Die Eintragung erfolgt über das Studiensekretariat. Über die Mailingliste können studiengangspezifische Dinge schnell und kosteneffizient übermittelt werden. Beispiele hierfür sind die Einladung zu den Seminaren oder terminliche Änderungen. Auch hier besteht die Möglichkeit, durch Antwort an die Mailingliste eine Diskussion im Kreise der eingeschriebenen Studenten zu beginnen.

dalmalumni@uni-greifswald.de Diese geschlossene Mailingliste ist für ehemalige Studenten (Alumni) des Studiengangs gedacht. Die Eintragung erfolgt über das Studiensekretariat. Der Hauptzweck besteht darin, wie bei Alumnistrukturen üblich, den Kontakt zwischen der Universität und den Alumni aufrecht zu erhalten und die Alumni über aktuelle Entwicklungen zu informieren. Letztlich entspricht dies auch einer Qualitätssicherung, indem ehemalige und wahrscheinlich aktive Laseranwender mit neuesten Informationen und ggf. Warnungen versorgt werden können. Andererseits können Alumni ihr Praxiswissen an Anfänger weitergeben. Auch hier besteht die Möglichkeit, durch Antwort an die Mailingliste eine Diskussion im Kreise der ehemaligen Studenten zu beginnen.

dalmdoz@uni-greifswald.de Diese geschlossene Mailingliste ist für die Dozenten des Studiengangs gedacht. Die Eintragung erfolgt über das Studiensekretariat. Sie dient zur Abstimmung unter den Dozenten und kann durch Antwort an die Mailingliste ebenfalls für Diskussionen genutzt werden.

- **DALM-Wiki**

Die zentrale Informationsbasis für DALM ist das neu eingerichtete DALM-Wiki unter www.laserstudium.eu (▶ Anhang, Abb. A3.1). Diese Website ist in Form eines Wikis organisiert. Die Inhalte werden von allen aktiven Dozenten gemeinsam aktualisiert. Die Informationen können ohne Anmeldung von jedem Besucher angeschaut werden. Änderungen können nur von angemeldeten Benutzern (Dozenten) durchgeführt werden.

Ein Wiki ist ein Hypertext-System für Webseiten, dessen Inhalte von den Benutzern nicht nur gelesen, sondern auch online direkt im Browser geändert werden können. Diese Eigenschaft wird durch ein vereinfachtes Content-Management-System, die sog. Wiki-Software oder Wiki-Engine, bereitgestellt. Zum Bearbeiten der Inhalte wird meist eine einfach zu erlernende Auszeichnungssprache verwendet. Eine bekannte Anwendung ist die Online-Enzyklopädie Wikipedia, die, wie das DALM-Wiki, die Wiki-Software MediaWiki [55] einsetzt.

Ein wichtiger Aspekt des DALM-Wiki sind die Ankündigungen der Lehrveranstaltungen. Diese sind in einem internetfähigen Terminkalender gespeichert, auf den alle Dozenten Zugriff haben und in den sie selbst ihre Lehrveranstaltungen eintragen können (▶ Anhang, Abb. A3.3). Die Gestaltung ist frei, der Eintrag sollte jedoch die für die Teilnehmer wichtigen Informationen enthalten. Es wird sich nach und nach eine Standardisierung einstellen.

Das DALM-Wiki dient sowohl Studierenden, Dozenten als auch interessierten Patienten als Informationsquelle. Ärzte mit DALM-Degree werden in der Absolventenliste des Weiterbildungsstudiengangs im Internet der nachfragenden Öffentlichkeit (Patienten, Presse, Versicherungen, Verbände, Industrie, Gerichte, Forschung, Politik) bekannt gemacht.

Diese Liste führt alle Ärzte auf, deren erfolgreicher Abschluss des DALM-Weiterbildungsstudiums an der Universität Greifswald nicht länger als 3 Jahre zurück liegt.

Wer einen DALM-Grad vor mehr als 3 Jahren erworben hat, muss jährlich eine Teilnahme bei einer der beiden zentralen Dies-academicus-Veranstaltungen in der Universität Greifswald oder einer Veranstaltung der DDL nachweisen, um auch weiterhin auf der Absolventenliste im Internet geführt zu werden. Für Ärzte mit DALM-Grad gelten bei den Dies-Veranstaltungen in der Universität Greifswald reduzierte Teilnahmegebühren.

Ein zweites Wiki, das DALM-Dozenten-Wiki ist passwortgeschützt und für die interne Kommunikation der Dozenten vorgesehen.

■ Diskussionsforum

Zur Erleichterung und Intensivierung der Diskussion zusätzlich zu den oben beschriebenen Methoden ist der Betrieb eines eigenständigen Diskussionsforums in Form einer speziellen Website sinnvoll. Ein solches wurde unter Verwendung der frei verfügbaren Forensoftware MyBB [60] realisiert und unter http://laserstudium.eu bereits aktiv geschaltet (▶ Anhang, Abb. A3.2).

Dieses Forum dient der Diskussion unter den Studierenden, Alumni und Dozenten des Weiterbildungsstudiengangs DALM. Hierbei sollte der Gedanke der kollegial weitergegebenen Information im Vordergrund stehen. Anfänger können Fragen stellen, Erfahrene können sie beantworten. Allerdings sollten Antwortsuchende zunächst die leistungsfähige Suchfunktion des Forums verwenden, um zu erfahren, ob ihr Anliegen bereits behandelt wurde, bevor sie eine neue Frage stellen.

Ein Forum hat gewöhnlich mehrere thematisch abgegrenzte Unterforen, in denen neue **Themen** durch die Teilnehmer angelegt werden, die dann durch Antworten anderer Teilnehmer diskutiert werden können. Ein Thema kann beispielsweise eine Frage oder eine Mitteilung sein.

Die Organisationsform eines Forums hat gegenüber Diskussionen in Mailinglisten den Vorteil, dass eine aktive Auswahl der interessierenden Themen durch die Teilnehmer möglich ist und der E-Mail-Account nicht mit E-Mails überschwemmt wird, die thematisch für den jeweiligen Empfänger nicht so interessant sind. Die oben definierten Mailinglisten bleiben selbstverständlich bestehen und dienen der Verteilung von zeitnahen, wichtigen Informationen an alle Mitglieder.

Das Forum ist aufgeteilt in folgende Bereiche:

- Allgemeiner Bereich, der für alle Besucher offen ist, mit Informationen zum DALM
- Fachlicher Bereich, der nur für angemeldete Benutzer offen ist und in dem Fragen gestellt werden können
- Dozentenbereich, der nur für angemeldete Dozenten offen ist und in dem interne Fragen gestellt werden können

Eine Frage kann gestellt werden, indem im entsprechenden Unterforum ein neues Thema angelegt wird. Wenn beispielsweise eine Frage zur Epilationstherapie gestellt werden soll, sollte im Forum »Indikationen« ein neues Thema mit der entsprechenden Fragestellung angelegt werden.

■ Sonstige Optimierungen

Die sonstigen Kosten der Verwaltung können durch folgende Punkte niedrig gehalten werden:

- Die Kommunikation über das DALM-Wiki und das DALM-Forum ist sehr kosteneffizient.
- Die externe Website kann durch Informatikstudenten im Rahmen einer studentischen Hilfskrafttätigkeit betreut werden.
- Die Dozenten verfassen die Einladungen zu den Praktika und Seminaren selbst, z. B. unter Benutzung der Mailinglisten oder des DALM-Terminkalenders.
- Das Sekretariat an der Universität Greifswald ist durch studentische Hilfskräfte oder Personen im Rahmen einer geringfügigen Beschäftigung besetzt.
- Es ist keine ständige telefonische oder persönliche Erreichbarkeit notwendig, da die Kommunikation im Wesentlichen per E-Mail stattfindet. Eine Erreichbarkeit über Mobiltelefon ist denkbar.

4.1.7 Internationale Ausrichtung

Die Struktur und universitäre Anbindung sowie Ausrichtung des DALM ergeben ein internationales Alleinstellungsmerkmal im Bereich der Ausbildung in der ALM. Dieses soll als Basis für die internationale Ausrichtung des DALM genutzt werden. Ein erster wichtiger Schritt in diese Richtung wurde durch die Kooperation mit der Scan-Balt BioRegion [75] gemacht. Diese metaregionale Forschungsstruktur, die das weltweit drittgrößte Biotechnologie-Cluster darstellt, vereint in 11 nordeuropäischen Ländern über 60 Universitäten und über 870 Biotechnologie-Firmen. Zentrale Idee ist die Schaffung von Netzwerken zwischen Universitäten, Firmen, Kliniken und Praxen. Kontakte zu US-amerikanischen Dozenten wurden bereits hergestellt.

Der Vorteil der Internationalisierung für DALM besteht in dem wesentlich vergrößerten Einzugsbereich für Studenten, aber auch in dem deutlich reichhaltigeren Pool von internationalen Dozenten. Diese bereichern die Lehrinhalte und bringen ihre nationalen Konzepte zum Nutzen aller in die Ausbildung ein. Dies und die dynamische Auslegung des Gegenstandskatalogs helfen dabei, DALM schnell auf ein international anerkanntes Niveau anzuheben. Wenn dies gelungen ist, steht einer weltweiten Expansion nichts mehr im Wege. Das anzustrebende Ziel sollte sein, DALM zu einem international akzeptierten Ausbildungssystem in der ALM zu machen und die Vorteile der strukturierten, qualitätsgesicherten und universitär ausgerichteten Ausbildung allen zukommen zu lassen, die sich professionell im Bereich der ALM weiterbilden wollen.

Genau diese Internationalisierung wurde auch in der Evaluation in ▶ Abschn. 3.2 gefordert und kann mit der beschriebenen Verfahrensweise realisiert werden.

4.1.8 Forschungsförderung und Promotionen

Um die Etablierung von DALM als ernst zu nehmende Institution zu fördern und dem Studiengang mehr wissenschaftliches Gewicht zu geben, ist es ausdrücklich erwünscht, dass Forschungsarbeiten auf dem Gebiet der ALM im Rahmen von DALM durchgeführt werden.

Durch das kompetente Dozententeam, die Anbindung an Universitäten, das ScanBalt-Netzwerk [75] und die internationale Ausrichtung ist DALM geradezu dafür prädestiniert, große Multicenterstudien im Bereich der ALM durchzuführen und zu koordinieren. Gerade diese fehlen oft, da die Kooperation in großem Maßstab zwischen Laserexperten bisher nur sehr unterentwickelt ist.

In gleichem Sinne sollten auch Promotionsverfahren im Bereich der ALM angeboten werden, um den wissenschaftlichen Nachwuchs zu fördern. Die habilitierten Mitglieder des Kollegiums sollten hierfür offen sein und Kapazitäten schaffen.

4.2 Einführung des reformierten neuen DALM

4.2.1 Konzeption

Die Einführung des reformierten DALM erfolgt im laufenden Studienbetrieb. Dieser darf hierdurch nicht unterbrochen oder gestört werden. Auf aktuell aktive Studierende müssen Übergangsbestimmungen angewendet werden. Solche Studierende können zwischen der alten und neuen Prüfungsordnung wählen. Bei Wahl der neuen Prüfungsordnung sind Regeln zur Anerkennung der bisher absolvierten Lehrveranstaltungen notwendig.

Die Dozenten werden zu einem bestimmten Stichtag über die Reformierung des Studiengangs inhaltlich in Kenntnis gesetzt. Sie sollen dann ihre Lehrveranstaltung an die neuen Anforderungen anpassen. Ein Abweichen davon kann im Sinne einer umfassenden Qualitätssicherung und Standardisierung der Ausbildung nicht toleriert werden. Falls Dozenten ausscheiden wollen oder müssen, ist es notwendig, ggf. neue Dozenten zu akquirieren.

4.2.2 Ausführungsbestimmungen

Die Ausführungsbestimmungen regeln die praktische Durchführung der Lehrveranstaltungen und der Prüfungen, die Bestallung neuer Dozenten und die Gebühren. Bezüglich der Kosten des Studiengangs ist folgende Regelung vorgesehen

- **Studiengebühren**
Die Universität Greifswald berechnet eine Gasthörergebühr, die zurzeit 50 Euro pro Semester beträgt.

- **Dies academicus**
Die Gebühren werden von den Dozenten festgelegt. Sie decken die Aufwandsentschädigung der Dozenten sowie die Reisekosten und Aufwandsentschädigung der Studienleitung, die im Rahmen des Dies academicus die Studienberatungsgespräche führt. Hierfür gibt der durchführende Dozent 20% des Gewinns des Dies an die Studienleitung ab.

- **Praktika**

Diese Gebühren werden von den Dozenten festgelegt. Sie decken die Aufwandsentschädigung der Dozenten.

- **Studienberatungsgespräche**

Diese werden von der Studienleitung aufwandsabhängig als Beratung liquidiert.

- **Diplomprüfung**

Diese Gebühren betragen einmalig 500 Euro.

Die Prüfungen im Rahmen eines Dies academicus und der Praktika werden vom jeweiligen Dozenten abgenommen. Die Ergebnisse werden auf dem qualifizierten Seminar- oder Praktikumsschein sowie im Studienbuch dokumentiert. Die Prüfungen finden am Ort der jeweiligen Veranstaltung statt. Die Diplomprüfung wird von einem Professor der Universität Greifswald, der im Studiengang DALM bestallt ist, abgenommen. Zum Prüfungsgremium gehört weiterhin ein Beisitzer und ein Protokollführer. Die Diplomprüfung findet immer vor Ort an der Universität Greifswald statt.

4.2.3 Öffentlichkeitsarbeit

Der Studiengang DALM ist sowohl bei Ärzten als auch bei Patienten (noch) zu unbekannt. Der Bekanntheitsgrad muss gesteigert werden durch Maßnahmen wie:

- Artikel über DALM oder von DALM-Absolventen in Fachzeitschriften
- Artikel in Publikumszeitschriften
- Wissenschaftliche Arbeit
- Zertifizierung durch Ärztekammern
- Newsletter, verstärkte Nutzung des RSS-Feed
- Verstärkte Nutzung der Website, Einrichtung eines Bereichs für Ärzte und eines Bereichs für Patienten
- Schlüsselwortoptimierungen
- Markenanmeldung: Europäische Marke **DALM**
- Erstellung eines DALM-Flyers für Patienten

Wenn Patienten wissen, dass DALM ein wichtiges Qualitätsmerkmal ist, werden sie danach fragen. Daher sind Publikumszeitschriften ein wichtiges Medium. Wenn Patientenanfragen nach DALM zunehmen, dann steigt die Motivation für Ärzte, sich durch DALM zu qualifizieren. Der Schlüssel zum Erfolg ist Bedarfsgenerierung »von unten«.

Es muss eine Akzeptanz des Titels in Fachkreisen und möglichst vielen Fachgebieten erreicht werden. Eine wichtige Aufgabe ist es, fachfremden Kollegen die Vorteile der Zusammenarbeit mit DALM-Absolventen klarzumachen. Wenn sie einen Patienten wegen eines ästhetischen Lasereingriffs an einen Kollegen verweisen möchten, können sie sicher sein, dass ihre Patienten bei einem DALM-Absolventen in den richtigen Händen sind.

Bezüglich der Website des Studiengangs als wichtiges Instrument der Öffentlichkeitsarbeit sind folgende Aspekte wichtig:

- Anstreben eines professionellen, zurückhaltenden Images
- Aufteilung in einen Teil für Ärzte/Studenten und einen Teil für Patienten
- Optimierung der Positionierung in Suchmaschinen
- Definition von wichtigen Schlüsselwörtern
- Eigene Domain www.dalm.de zusätzlich zu den bestehenden Domains www.laserstudium. eu, www.laserstudium.de und www.laserstudium.com
- Weitere Domains: www.dalm.eu, www.dalm. ch, www.dalm.at. Diese sind durch die europäische Markenanmeldung relativ leicht zu bekommen.
- Erweiterung der Funktionalität der Website. Persönliche Weiterbildungskonten mit Führung eines persönlichen Gegenstandskatalogs, Buchen von Praktika oder Seminaren. Dadurch ergibt sich eine Entlastung des Sekretariats mit Kostenersparnis.

4.2.4 Qualitätssicherung

Entscheidend für den Erfolg von DALM ist die Definition und Einhaltung von geeigneten Qualitätskriterien. Zum einen sind dies wissenschaftliche Kriterien, die durch den Gegenstandskatalog und die Expertise der Dozenten gewährleistet werden, zum anderen sollten diese Kriterien für die Absolventen zu Vorteilen führen, die die Teilnahme an DALM attraktiv machen. Wichtige Aspekte in diesem Themenbereich sind:

- DALM sollte als offizielle Zusatzweiterbildung bei den Ärztekammern anerkannt und zertifiziert sein. Alternativ sollte eine Integration von DALM in die Zusatzbezeichnung »Plastische Operationen« erfolgen mit der Möglichkeit, durch DALM diese Zusatzbezeichnung zu erlangen. Dies würde einen enormen Qualitäts- und Vertrauensgewinn bedeuten. Dieser Punkt sollte vorrangig und mit allem Nachdruck verfolgt werden.
- Die Seminare und Praktika im Rahmen von DALM sollten für die Vergabe von Weiterbildungspunkten (CME) durch die Ärztekammern zertifiziert sein.
- DALM muss sich von gewöhnlichen Weiterbildungszertifikaten nicht nur inhaltlich, sondern auch bezüglich der Nützlichkeit (»benefit«) unterscheiden. Ideal wäre eine Konstellation, in der DALM den Zugang zu bestimmten Therapien/Produkten/anderen Möglichkeiten eröffnet oder ggf. versicherungsrechtliche oder sonstige Vorteile hat.
- Öffentliche Darstellung der Qualitätsvorteile eines DALM-zertifizierten Behandlers für die Patienten
- Bessere Zusammenarbeit mit den verwandten Fachgesellschaften
- Zertifiziertes QM-System für DALM
- Evaluation der Dozenten durch Studenten
- Evaluation des Studienkonzepts durch Studenten und Dozenten
- Qualifizierungsrichtlinien für neue Dozenten

4.2.5 Motivation

Der Schlüssel zum Erfolg eines Studienprogramms ist die Motivation der mitwirkenden Studenten als auch der Dozenten.

▪ Studierende

Die Vorteile durch den Erwerb des Titels DALM müssen den Studierenden und insbesondere den Studienanwärtern im Rahmen einer aktiven Öffentlichkeitsarbeit kommuniziert werden. Nachfolgend sind einige Aspekte aufgeführt:

- Standardisierte, qualitativ hochwertige und möglichst zertifizierte Ausbildung auf dem aktuellen Stand der Wissenschaft und Technik mit motivierten Dozenten
- Erwerb von Weiterbildungspunkten (CME)
- Integration des Studiums in den Berufsalltag und möglichst standortnahe Ausbildung durch flächendeckende Versorgung mit Ausbildungsstätten
- Höhere Qualifikation als Wettbewerbsvorteil
- Werbung durch Absolventenlisten auf der DALM-Website
- Reaktionsmöglichkeit auf Patientennachfragen und höhere Behandlungssicherheit
- Durchführung von wissenschaftlichen Promotionsarbeiten im Bereich der ALM und Erfahrungsaustausch

Sehr wichtig ist die Etablierung eines möglichst hohen, jedoch auch erreichbaren Qualitätsanspruchs, ohne potenzielle Interessenten im Vorfeld zu verunsichern.

▪ Dozenten

Auch für Dozenten ergeben sich Vorteile durch ihre Tätigkeit im Rahmen des DALM. Diese sind:

- Anerkennung durch Studenten
- Freude an der Lehre
- Titel **Dozent im Weiterbildungsstudiengang** als Wettbewerbsvorteil
- Werbung durch die DALM-Website
- Aufwandsentschädigungen durch Gebühren für Praktika und Seminare
- Betreuung von wissenschaftlichen Promotionsarbeiten im Bereich der ALM
- Erfahrungsaustausch

DALM muss für Dozenten attraktiv sein, da sie die Lehrtätigkeit neben der umfangreichen Praxisarbeit durchführen. Nur wenn diese Attraktivität gegeben ist, können qualifizierte und motivierte Dozenten verpflichtet werden.

Diskussion

»Alles Wissen geht aus einem Zweifel
hervor und endigt in einem Glauben.«
(Marie Freifrau von Ebner-Eschenbach)

5.1 Weiterbildungsaufgabe in der Ästhetischen Medizin

Die Ästhetische Medizin hat in den letzten Jahren einen unglaublichen Aufschwung erlebt, zunächst durch Übertragung bekannter Techniken aus anderen Anwendungsgebieten, schließlich durch gezielte Entwicklung von eigenen Produkten und Verfahren. Die ALM ist darunter ein wichtiger Vertreter, jedoch ist die Ästhetische Medizin insgesamt wesentlich weiter gefasst. In einer solchen, relativ jungen, innovativen und komplexen Disziplin ist eine effiziente und effektive Weiterbildung von besonderer Bedeutung. Tatsächlich ist aber die Eindeutigkeit der Zuordnung und der Zuständigkeiten im Allg. noch nicht zufriedenstellend geregelt.

5.2 Weiterbildung im Widerstreit der Fachgesellschaften

Aufgrund der Innovationsfreudigkeit der Ästhetischen Medizin, z. T. sicher auch wegen der monetären Möglichkeiten und nicht zuletzt, um eine breitere Basis für das eigene Fach zu finden, beanspruchen viele Disziplinen die Ästhetische Medizin für sich. Aufgrund der inhärenten Interdisziplinarität ist das an sich völlig verständlich und sogar zu begrüßen. Allerdings sollte sie in eine interdisziplinäre **Zusammenarbeit** im Bereich der Weiterbildung münden und nicht in gegenseitige Abgrenzung, wie es leider oft der Fall ist.

Gelegentlich entsteht der Eindruck, dass jedes Fach, vertreten durch seine Fachgesellschaft, ein möglichst großes Stück des »Kuchens« für sich haben möchte, anstatt eine übergreifende Interessengemeinschaft zu bilden, die jedem beteiligten Fach ein Mitwirkungsrecht einräumt, ohne die anderen Fächer auszugrenzen. Dieses positive und integrative Konzept der Weiterbildung verfolgt DALM im Bereich der ALM, indem versucht wird, die verschiedenen Aspekte der ALM möglichst durch Vertreter der involvierten Fächer im Rahmen eines Gesamtkontextes darzustellen.

Ein weiteres Problem stellt die große Zahl neu entstandener, z. T. recht kleiner Fachgesellschaften dar. Es besteht gerade im Bereich der ALM eine nahezu unübersehbare Fülle von Fachgesellschaften, da aufgrund der Attraktivität des Faches viele Personen ihre Claims abstecken wollen und durch Inauguration einer eigenen Gesellschaft eine wie auch immer geartete Unterstützung ihrer Positionen erreichen wollen. Für die Orientierung suchenden Ärzte und auch für Patienten ist diese Vielzahl von Gesellschaften zunächst unübersichtlich und abschreckend. Welche Gesellschaft denn die »richtige« sei, fragen sich Anfänger nicht selten.

Einige der ALM nahestehende oder mit ihr befasste Fachgesellschaften haben bereits Richtlinien erlassen oder geben mehr oder weniger detaillierte Handlungsanweisungen für bestimmte Therapieverfahren. Diese sind jedoch i. Allg. nicht in einen strukturierten Weiterbildungskanon integriert, sondern stehen eher unstrukturiert nebeneinander. In der Summe sind sie jedoch bereits eine wertvolle Basis für eine übergeordnete Weiterbildungsstruktur, wie sie DALM sein will.

Im Folgenden werden einige Fachgesellschaften aufgezählt und näher beleuchtet, die sich bereits seit Längerem um die ALM verdient gemacht haben. Die Aufzählung beginnt mit reinen Laser-Gesellschaften.

■ **Deutsche Dermatologische Lasergesellschaft (DDL)**
Die Deutsche Dermatologische Lasergesellschaft [9] wurde 1992 in Sigmaringen gegründet und ist eine Interessenvertretung von Hautärzten, die sich auf Laseranwendungen in der Dermatologie spezialisiert haben und zugleich Laserschutzbeauftragte sind. Die DDL ist im Vereinsregister München eingetragen und umfasst zum Zeitpunkt der Erstellung dieser Arbeit 135 Mitglieder in Deutschland und den angrenzenden Nachbarländern.

Vorrangiges Ziel der DDL ist die Aus- und Fortbildung ihrer Mitglieder bezüglich der Lasersicherheit sowie der Anwendung verschiedener Lasertypen und -therapien am Menschen.

Des Weiteren werden von den Mitgliedern der DDL wissenschaftliche Untersuchungen zur Verbesserung bestehender Lasertherapien und zur Überprüfung neuer Indikationen für die Lasertherapie der Haut durchgeführt. Parallel hierzu wird die Öffentlichkeit über etablierte Laserbehandlungsmethoden informiert. Dieser Öffentlichkeitsarbeit kommt angesichts der vielen neu formierten Gesellschaften auf dem Gebiet der dermatologischen Lasertherapie eine besondere Rolle zu. Patienten aber, die einen auf diesem Gebiet erfahrenen Hautarzt suchen, müssen sich auf die fachliche Kompetenz der Mitglieder einer Fachgesellschaft verlassen können. Aus diesem Grund sind die Aufnahmekriterien der DDL so ausgelegt, dass die Expertise der DDL und ihrer Mitglieder erhalten bleibt.

Die DDL veranstaltet jährlich eine große nationale Fortbildungstagung und mehrere kleinere Symposien (z. B. im Rahmen der MEDICA), Workshops und Kurse für Laserschutzbeauftragte.

Eine große Leistung der DDL ist die Zusammenstellung von Leitlinien, die über die Website der Gesellschaft verfügbar sind und die die gesamte Breite der ALM umfassen. Eine weitere wichtige Aktivität der DDL bildet die Organisation und Ausrichtung ihrer Jahrestagung, welche die wichtigste deutschsprachige Laserkonferenz ist. Die wissenschaftlichen Abstracts werden in der Zeitschrift *Der Hautarzt* publiziert [64].

Trotzdem sind die inhaltlich wichtigen Aussagen nicht im Rahmen einer strukturierten Ausbildung verfügbar, sondern stehen gleichsam nur auf Abruf passiv bereit. Diese Leitlinien zusammen mit dem Gegenstandskatalog von DALM bilden jedoch die wissenschaftliche Basis des DALM-Curriculums und werden darin strukturiert, nachvollziehbar, dokumentiert und qualitätsgesichert umgesetzt in eine Ausbildung auf universitärem Niveau.

Die DDL wird nicht durch Firmen unterstützt und ist somit idealerweise unabhängig in ihren Tätigkeiten. Dies ist eine im Bereich der ALM selten anzutreffende Tatsache und spricht sehr für die Gesellschaft.

- ### American Society of Laser Medicine and Surgery (ASLMS)
Die American Society of Laser Medicine and Surgery Inc. [2] wurde 1980 gegründet und ist die größte Lasergesellschaft der Welt. Die Gesellschaft hat zum Zeitpunkt der Erstellung dieser Arbeit mehr als 4300 Mitglieder und umfasst ungefähr 550 Nicht-US-Mitglieder. Der ambitionierte Anspruch von ASLMS ist es, die weltbeste Quelle für Laserforschung, -ausbildung, -technologie und klinisches Wissen im Bereich der ALM zu sein.

Die Aktivitäten umfassen eine große Jahrestagung in den USA, die Herausgabe des hochrangigen Journals *Lasers in Surgery and Medicine*, Festlegung der Praxisrichtlinien und der Sicherheitsnormen für den Gebrauch von Lasern durch Ärzte und Nichtärzte, Zusammenarbeit mit öffentlichen Behörden, Netzwerkbildung zwischen Laseranwendern und Information der Öffentlichkeit.

Qualitativ ist die ASLMS sicher weltweit führend, jedoch fehlt auch hier die Einbindung der hochwertigen Einzelbausteine in ein durchgängiges Curriculum, welches qualitätsgesichert im Rahmen einer universitären Weiterbildung durchlaufen werden kann.

Die ASLMS wird durch Firmen unterstützt. Dies könnte zu Abhängigkeiten führen, die der Objektivität abträglich wären.

- ### World Association of Laser Therapy (WALT)
Die World Association of Laser Therapy [80] wurde 1994 in Barcelona als Zusammenschluss der International Laser Therapy Association (ILTA) und der International Society for Laser Application in Medicine (ISLAM) gegründet.

Die Ziele der Gesellschaft sind die Verbreitung der Lasertherapie in der Medizin, Zahnmedizin, Tiermedizin und zugehörigen Bereichen, die klinische Forschungsförderung in den erwähnten Gebieten sowie die Grundlagenforschung in der Phototherapie. Des Weiteren wird auch eine interdisziplinäre Förderung der Ausbildung in der Lasertherapie verfolgt. Ebenso wie bei der ASLMS fehlt jedoch die strukturierte und standardisierte Ausbildung im Rahmen eines qualitätsgesicherten Curriculums.

Die Gesellschaft gibt die Zeitschrift *Photomedicine and Laser Surgery* heraus, die in Medline gelistet ist.

- **European Society for Laser Dermatology (ESLD)**

Die European Society for Laser Dermatology [16] hat einen ähnlichen Anspruch wie die ASLMS, jedoch nicht auf so breiter Basis. Um aufgenommen zu werden, wird ein »Fürsprecher« benötigt, der bereits Mitglied der Gesellschaft ist. Die ESLD veranstaltet ebenfalls eine Jahrestagung und gibt ein Journal heraus (*Journal of Cosmetic and Laser Therapy*). Es werden Leitlinien angeboten sowie praktisches Training in »Teaching Centers«, die zum Zeitpunkt der Erstellung dieser Arbeit jedoch erst im Aufbau sind.

Ebenso wie bei der ASLMS fehlt die strukturierte und standardisierte Ausbildung im Rahmen eines qualitätsgesicherten Curriculums.

Die ESLD wird durch Firmen unterstützt. Dies könnte zu Abhängigkeiten führen, die der Objektivität abträglich wären.

- **Deutsche Gesellschaft für Lasermedizin DGLM**

Die Deutsche Gesellschaft für Lasermedizin e. V. [13] hat als Medizinische Fachgesellschaft die Förderung, Entwicklung und Evaluation lasermedizinischer Verfahren zum Ziel. Die DGLM versteht sich dabei als interdisziplinäres Kommunikationsforum. Über die Grenzen medizinischer Fachdisziplinen hinaus bildet sie die Schnittstelle zwischen Medizin, Natur- und Ingenieurwissenschaften, Applikations- und Grundlagenforschung. Sie wendet sich daher an Vertreter der einzelnen Fachbereiche sowie an interessierte Studenten.

Gegründet wurde die Gesellschaft am 27.06.1981 in München. Sie hat gegenwärtig 350 Mitglieder. Darüber hinaus hat sie eine Reihe namhafter internationaler Vertreter aus dem Bereich der Laserforschung als Korrespondenz- und Ehrenmitglieder.

Die Zeitschrift *Medical Laser Application* ist das Publikationsorgan der DGLM. Gemeinsam mit der SALC, ISLSMS und der SELMQ wird die vierteljährlich erscheinende Zeitschrift im Elsevier-Verlag herausgegeben. Darüber hinaus veranstaltet die DGLM in 2-jährlichem Turnus ihre Jahrestagung für ein breites Fachpublikum. Zur Förderung herausragender wissenschaftlicher Leistungen im Bereich der medizinischen Lasertechnologie verleiht sie hierbei den Pater-Leander-Fischer-Preis sowie für besondere Verdienste um die Deutsche Gesellschaft für Lasermedizin die Wilhelm-Waidelich-Medaille.

Es existieren zweitägige Grundkurse zur Vermittlung allgemeiner Laserkenntnisse, der Grundlagen medizinischer Anwendungen und des Laserschutzes einerseits und eintägige fachgebietsbezogene oder allgemeine klinische Laserkurse andererseits. Die zeitliche Folge und der Zeitrahmen der Kurse werden empfohlen, sind jedoch nicht verpflichtend. Voraussetzungen für die Erteilung eines Gesamtzertifikats sind der Nachweis der Befähigung zum Laserschutzbeauftragten und der Nachweis von mindestens 12 Punkten für klinische Laserkurse oder entsprechende Hospitationen bei anerkannten klinischen Laserzentren.

Weitere Ziele sind eine europäische Homogenisierung der Ausbildung und Akkreditierung sowie die Einrichtung einer Zusatzbezeichnung. Dies deckt sich in weiten Teilen mit den Zielen von DALM.

Hier liegt bereits eine strukturierte Ausbildungskonzeption vor. Jedoch fehlen ein inhaltlich integrierendes Gesamtkonzept und ein Gegenstandskatalog sowie die zur Qualitätssicherung notwendigen Instrumente, obgleich durch die Zertifizierung der Ärztekammern bereits ein Schritt in die richtige Richtung unternommen wird. Bemerkenswert ist, dass die DGLM als einzige Gesellschaft die Kooperation mit anderen Gesellschaften in ihre Ziele aufgenommen hat. Insbesondere ist die gegenseitige Anerkennung von Zertifikaten erwünscht. Ausdrücklich wird hier auch DALM genannt.

Neben diesen reinen Laser-Gesellschaften existieren weitere Fachgesellschaften in der Ästhetischen Medizin, die zwar die ALM nicht explizit in ihren Statuten verankert haben, deren Mitglieder jedoch nicht selten neben ihren anderweitigen ästhetischen Tätigkeiten auch die ALM betreiben. In ihren Weiterbildungsforderungen und -verzeichnissen konzentrieren sich die nachfolgend aufgezählten Gesellschaften auf ihre jeweils proprietären Bereiche, meist ohne die ALM als wesentlichen Bestandteil zu nennen.

- **Gesellschaft für Ästhetische Chirurgie Deutschland (DGÄC)**

Ziel der Gesellschaft für Ästhetische Chirurgie Deutschland e. V. [11] ist es, wissenschaftliche und praktische Erkenntnisse sowie Erfahrungen der Ästhetischen Chirurgie weiterzuentwickeln. Dabei verfolgt die DGÄC ausschließlich und unmittelbar gemeinnützige Zwecke, sie trägt materiell und fachlich dazu bei, Qualitätsstandards zu definieren und zu veröffentlichen, verbessert die ärztlichen Behandlungsmöglichkeiten im Bereich der Ästhetischen Chirurgie, legt die Ausbildungsregeln fest und fördert die Fortbildung von Ärzten und des wissenschaftlichen Nachwuchses und klärt die Ärzteschaft, Patienten und die Öffentlichkeit über die Qualitätsstandards und Neuentwicklungen auf.

Die Gesellschaft für Ästhetische Chirurgie Deutschland ist bestrebt, Wissenschaft und Forschung auf dem Gebiet der Ästhetischen Chirurgie zu fördern. Besonderes Anliegen ist es, Wissenschaftsakquisition zu betreiben, d. h. Drittmittel für nationale und internationale wissenschaftliche Forschungsprojekte zur Verfügung zu stellen. Gleiches gilt für die Unterstützung von Studienprojekten in Kliniken. Daneben besteht die Aufgabe, Kongresse zu organisieren und Forschungsprojekte zu betreiben. Ebenso können Symposien veranstaltet werden, bei denen Forschungsergebnisse dargestellt und Behandlungsempfehlungen ausgesprochen werden. Mit Organisationen, die auf diesem Gebiet bereits tätig sind, kann zusammengearbeitet werden, um die Ziele optimal zu erreichen.

Sinnvoll sind der Kooperationsgedanke und die Unabhängigkeit von Firmen, weiterhin die relativ strengen Aufnahmekriterien und das Streben nach Qualitätssicherung.

Allerdings fehlt, wie bei allen anderen Gesellschaften auch, ein DALM-äquivalentes Curriculum der Ausbildung mit zertifizierten Vorgaben und Prüfungen.

- **Deutsche Gesellschaft für Dermatochirurgie (DGDC)**

Die Deutsche Gesellschaft für Dermatochirurgie [12] ist eine unabhängige Interessenvertretung innerhalb der Dermatologie, um die Anliegen der operativ tätigen Dermatologen zu unterstützen. Sie bietet eine Plattform für den wissenschaftlichen Meinungsaustausch. Dieser findet jährlich in Form einer Tagung als Strategiesitzung oder Kongress mit vielfältigen Fortbildungsangeboten statt. Die Ergebnisse werden in einem Tagungsband publiziert.

Das zunehmende Interesse an korrektiven und ästhetischen Eingriffen hat die DGDC in Form von zusätzlichen Tagungen mit Kursen aufgegriffen, um das Wissen der Experten möglichst praxisnah zu vermitteln. Besonders innovative Leistungen werden mit dem Moncorps-Preis ausgezeichnet.

Methodisch sind die operativen Verfahren sehr vielfältig und nicht allein an das Skalpell gebunden. Andere Verfahren wie Laser, Kälte, Licht, hochtourige Fräsen, Absaugmethoden und chemisches Peeling (Verätzung) sind ebenso eingeschlossen wie immunmodulierende Therapien durch örtlich aufgetragene Medikamente. Dies ermöglicht, ohne die Fachgrenzen zu verlassen, eine sehr differenzierte patientengerechte Therapie. Das gilt auch für die Behandlung von Venenleiden.

Die DGDC arbeitet an der Erstellung von wissenschaftlich begründeten Leitlinien. Außerdem wirkt sie mit bei multizentrischen Studien.

Die DGDC, hervorgegangen aus der Vereinigung für operative Dermatologie (VOD), blickt auf eine über 25-jährige erfolgreiche Geschichte zurück. Aus kleinen Anfängen wurde im deutschen Sprachraum ein weit verzweigtes Arbeitsfeld mit eigenständiger innovativer Kraft und zunehmender Mitgliederzahl. Dies ist auch der erfolgreichen Arbeit der ehrenamtlich arbeitenden Mitglieder des Vorstands und des wissenschaftlichen Beirats sowie den jeweiligen Tagungsleitern zu verdanken.

Hervorzuheben sind die Herausgabe von Leitlinien und die Einbeziehung von nicht direkt operativen Verfahren, u. a. auch der ALM, in das Interessenspektrum. Auch die Weiterbildung wird gefördert, allerdings, wie in den anderen Gesellschaften auch, ohne Existenz eines verpflichtenden, qualitätsgesicherten Curriculums.

- **Deutsche Dermatologische Gesellschaft (DDG)**

Die Deutsche Dermatologische Gesellschaft [8] ist die wissenschaftliche Fachgesellschaft deutschsprachiger Dermatologinnen und Dermatologen. Die DDG gründete sich nach einer ersten vorbereitenden Sitzung 1888 in Köln mit einer offiziellen Festsitzung 1889 an der Karls-Universität in Prag. Sie vertritt die gesamte Bandbreite der Dermatologie. Hierbei ist sie sehr engagiert tätig in der Ausarbeitung von Leitlinien, der fachärztlichen Weiterbildung, der Ausrichtung von hochwertigen Fachtagungen und der Herausgabe des Fachjournals *JDDG (Journal der Deutschen Dermatologischen Gesellschaft)*.

Die Ästhetische Medizin ist als einer von vielen Schwerpunkten seit kurzem in der DDG vertreten, die ALM in noch geringerem Maße.

Obwohl sich die DDG für die strukturierte und qualitätsgesicherte Aus- und Weiterbildung im gesamten Fachbereich der Dermatologie einsetzt, fehlen entsprechende Leitlinien und ebenso ein Curriculum für die ALM.

- **Deutsche Gesellschaft für Mund-, Kiefer- und Gesichtschirurgie (DGMKG)**

Die Deutsche Gesellschaft für Mund-, Kiefer- und Gesichtschirurgie, Gesamtverband der Deutschen Fachärzte für Mund-Kiefer-Gesichtschirurgie e. V. [14] ist das Ergebnis einer Fusion von wissenschaftlicher Gesellschaft und Berufsverband. Der Gesamtverband mit über 1500 Mitgliedern ist ein freiwilliger Zusammenschluss dieser Ärzte zur Wahrung, Förderung und Vertretung der wissenschaftlichen, berufspolitischen, wirtschaftlichen und sonstigen gemeinsamen Belange. Zweck des Gesamtverbands ist die einheitliche und wirkungsvolle Vertretung des Fachgebiets nach innen und außen in Belangen der wissenschaftlichen Darstellung, der berufspolitischen Fragen und der Weiterentwicklung des Fachgebiets in Klinik und Praxis.

Die DGMKG veranstaltet eine große Zahl von Fortbildungsveranstaltungen und kümmert sich in ähnlicher Weise um die MKG-Chirurgen wie die DDG um die Dermatologen. In diesem sehr umfassenden Fachbereich gibt es für die ALM, ähnlich wie bei der DDG, nur eine Randposition. Es existieren keine Weiterbildungsrichtlinien oder kontrollierten Curricula für die ALM.

Die DGMKG wird durch Firmen unterstützt. Dies könnte zu Abhängigkeiten führen, die der Objektivität abträglich wären.

- **Deutsche Gesellschaft für Ästhetische Botulinumtoxin-Therapie (DGBT)**

Die Deutsche Gesellschaft für Ästhetische Botulinumtoxin-Therapie e. V. [10] ist die erste Fachgesellschaft, die ihre Interessen auf diese wichtige Therapie fokussiert. Sie wurde Anfang 2006 von Medizinern gegründet, die sich seit vielen Jahren mit dieser Therapie praktisch und wissenschaftlich auseinandersetzen und an der Ausbildung in diesem Verfahren entscheidend beteiligt sind. Dabei hat die DGBT 2 Schwerpunkte:

- Aufbau einer Informations- und Wissensaustauschplattform sowohl für interessierte Patienten als auch für Ärzte
- Fundierte, standardisierte Aus- und Fortbildung von Ärzten nach einem Curriculum mit regelmäßiger Aufnahme der neuesten Entwicklungen, um einen hohen und sicheren Therapiestandard zu gewährleisten

Die Inhalte der DGBT sind zwar auf ihr spezielles Gebiet fokussiert und haben nahezu keine Überschneidungen mit der ALM, jedoch kann in manchen Fällen Botulinumtoxin in der ALM nutzbringend als Zusatztherapie angewendet werden, z. B. bei der Faltenbehandlung mit Lasern.

Besonders interessant ist diese Gesellschaft jedoch durch ihr zertifiziertes und standardisiertes Weiterbildungskonzept, das Ähnlichkeiten mit dem des DALM aufweist. Ziel des reformierten DALM ist es tatsächlich, etwas Ähnliches für den Bereich der ALM zu inaugurieren.

Zusammenfassend kann festgestellt werden, dass bis auf die DGBT keine Fachgesellschaft im Bereich der ALM oder allgemein der Ästhetischen Medizin eine strukturierte Ausbildung mit einem qualitätsgesicherten Curriculum anbietet. Hier liegt der wesentliche Ansatzpunkt von DALM, in dem eine solche universitäre, strukturierte Weiterbildung geboten wird. Somit ist DALM die einzige Institution weltweit, die ein solches Konzept in der ALM realisiert. Dies sollte und muss in die Überlegungen der Ärztekammern einfließen, wie in ▶ Abschn. 5.3 gezeigt wird.

5.3 Weiterbildung im Widerstreit der Kammern

In Deutschland sind für alle Angelegenheiten ärztlicher Weiterbildung die Landesärztekammern als Körperschaften des öffentlichen Rechts zuständig. Die von der Bundesärztekammer erarbeitete Weiterbildungsordnung hat für die Landesärztekammern nur empfehlenden Charakter [7].

Ergänzend zur Weiterbildungsordnung werden die Richtlinien zum Inhalt der Weiterbildung gemeinsam mit den Landesärztekammern und in Rückkopplung mit den Medizinischen Fachgesellschaften und Berufsverbänden erstellt. Darin werden die zahlenmäßigen Anforderungen für die Weiterbildungsinhalte in den Untersuchungs- und Behandlungsmethoden der einzelnen Bildungsgänge unter Abwägung von Qualifikationsanspruch einerseits und durchschnittlichem Leistungsgeschehen in den Kliniken und Praxen andererseits festgelegt. Dieser Alleinvertretungsanspruch der Ärztekammern hat viele Vorteile, insbesondere im Bereich der Weiterbildung:

- Die Verantwortung liegt in einer Hand und kann dadurch zu konsistenten Richtlinien führen. Die Rückkopplung zu den Fachgesellschaften sichert die fachliche Korrektheit.
- Durch die Zentralisierung wird eine wirksame Qualitätssicherung gefördert. Insbesondere werden prinzipiell gleiche Maßsysteme verwendet.
- Die Anerkennung der erreichten Ziele ist zumindest in Deutschland gesichert.

Dieses Ideal wird allerdings durch die Aufteilung der lokalen Verantwortung auf die jeweiligen Landesärztekammern etwas relativiert. So differieren die Anforderungsdefinitionen von Bundesland zu Bundesland, wenn auch nicht sehr stark. Trotz dieses Nachteils kann festgestellt werden, dass i. Allg. eine gut strukturierte und inhaltlich sowie durchführungspraktisch standardisierte, curriculumgestützte ärztliche Weiterbildung in Deutschland implementiert ist.

Der große Nachteil eines Alleinvertretungsanspruchs ist jedoch die Tatsache, dass alle Themen, die nicht von den Weiterbildungsverzeichnissen abgedeckt werden, auch nicht im Rahmen der ärztlichen Weiterbildung anerkannt sind.

Wie nicht selten, überholt der technologische und wissenschaftliche Fortschritt die Bürokratie. Ein prominentes Beispiel hierfür ist die ALM. Obwohl sie eine weite Verbreitung gefunden hat, einige Laserbehandlungen sogar als Leistungen der gesetzlichen Krankenkassen zugelassen sind, fehlt bis heute eine adäquate Würdigung der ALM in Form einer darauf abgestellten Weiterbildung oder Zusatzbezeichnung. Aufgrund der Komplexität des Faches und der vielfältigen Einsatzmöglichkeiten wäre die Vergabe einer Zusatzbezeichnung für die ALM durchaus gerechtfertigt.

DALM kann hier eine Vorreiter- und Katalysatorfunktion übernehmen und als Modell für eine hochqualitative Weiterbildung in der ALM dienen. Tatsächlich werden wir alle Anstrengungen unternehmen, DALM zu einer zugelassenen Zusatzbezeichnung in den Weiterbildungsordnungen der Ärztekammern zu machen. Eine Alternative wäre die Aufnahme von DALM als Option in der Weiterbildung »Plastische Operationen«. Beides wäre angemessen und würde in der Summe zu besseren und sichereren Laserbehandlungen führen sowie eine Orientierungshilfe für Patienten bieten.

Das Ziel muss also sein, das reformierte neue DALM als Basis für die kammergestützte Weiterbildung auf dem Gebiet der ALM zu installieren und stetig den aktuellen Entwicklungen anzupassen. DALM wäre in diesem Rahmen sogar im Hinblick auf die Qualität und Stringenz ein Novum, denn in den konventionellen Weiterbildungen und Zusatzbezeichnungen werden zwar seit kurzem auch dokumentierte Weiterbildungsinhalte verlangt, aber ein Qualitätsanspruch wie bei einem universitären Studium ist bisher nicht verwirklicht worden.

5.4 Weiterbildung führt zu erfolgreichen Therapien

In ▶ Abschn. 1.4.3 wurden Beispiele für fehlerhafte Laserbehandlungen aufgeführt. Ursachen waren dabei z. T. fehlende Basiskenntnisse. Manche Indikationen erforderten jedoch auch fortgeschrittene Kenntnisse, die nur durch eine wissenschaftlich fundierte und kontrollierte Ausbildung erlangt werden können. Als Gegenpol zu den in ▶ Abschn. 1.4.3 dargestellten fehlerhaften Behandlungen werden nachfolgend Beispiele von Lasertherapien höheren Schwierigkeitsgrades besprochen, die nur mit viel Erfahrung und einer qualitativ hochwertigen Ausbildung, wie sie im Rahmen von DALM durchgeführt wird, zu einem erfolgreichen Abschluss gebracht werden können. Die Fälle stammen aus der Praxistätigkeit Prof. Dr. med. Christian Raulins und des Autors der letzten Jahre [63].

Eine Lasertherapie des Naevus pilosus et pigmentosus sollte nur von erfahrenen Laseranwendern durchgeführt werden. Die Hypertrichose kann, ebenso wie beim Becker-Nävus, mit langgepulstem Alexandrit- oder Diodenlaser oder IPL-Geräten behandelt werden. Allerdings sollte dies erst nach Entfernung des pigmentierten Anteils mit gütegeschalteten Lasersystemen (Rubin- oder Alexandritlaser) erfolgen, da die Photoepilation im langgepulsten Modus bei erhöhtem Melaningehalt der Haut zu unnötigen Reizungen führen kann [59, 67]. Die Vielzahl der zu beachtenden Aspekte macht deutlich, dass ein unerfahrener und nicht umfassend ausgebildeter Behandler bei einer solchen Indikation keine guten Ergebnisse erzielen kann und die Gefahr von Behandlungsfehlern groß ist.

Nicht pigmentierte dermale Nävi lassen sich mit ansprechenden kosmetischen Ergebnissen durch Kombinationstherapie mit ultragepulstem CO_2-Laser und gepulstem Er:YAG-Laser entfernen. Die besondere Herausforderung ist hierbei, durch geschickten, kombinierten Einsatz der beiden Lasertypen einerseits genügend Material abzutragen, um Residuen und Rezidive gering zu halten, andererseits aber keine atrophe Narbe zu erzeugen. Grundsätzlich sollte vor der Lasertherapie aus forensischen und medizinischen Gründen eine Shave-Biopsie erfolgen. Die Patienten müssen in jedem Fall auf das Risiko von Rezidiven hingewiesen werden. Pigmentierte dermale Nävi sollten nicht behandelt werden, da melaninhaltige Zellen in der Haut verbleiben und diese zur Entstehung von Pseudomelanomen führen können [38].

Die Behandlung von Verbrennungsnarben und Keloiden erfordert oft eine multimodale Herangehensweise. Der gepulste Farbstofflaser ist aufgrund seiner begrenzten Eindringtiefe nur für flache, beginnende oder pruriginöse Keloide geeignet. Es sind, ebenso wie bei der Kryotherapie, mehrere Sitzungen notwendig, um einen Rückgang des Erythems und der Erhabenheit zu erzielen. Bei dicken Keloiden ist in vielen Fällen zunächst eine Kryotherapie oder Steroidinjektion indiziert, um das Gewebe abzuflachen und erst anschließend eine Lasertherapie, um das Erythem und ggf. den Pruritus zu verringern [1].

Zu beachten ist insbesondere die oft notwendige hohe Anzahl von Sitzungen. Der Patient muss über die Möglichkeit von Residuen und Rezidiven aufgeklärt werden. Die Gefahren für unerfahrene Behandler bestehen in der falschen Einschätzung des möglichen Therapieerfolgs und der suboptimalen Auswahl der Therapieverfahren. Bei falscher Wahl des Lasertyps können Wachstumsschübe der Keloide resultieren.

In den letzten Jahren hat sich zunehmend die Frühbehandlung von Säuglingshämangiomen durchgesetzt. Hämangiome im Gesicht sowie im Anogenitalbereich gelten nach Grantzow et al. [17] als Notfälle, die innerhalb von 3 Tagen einer geeigneten Behandlung zugeführt werden sollten. Neben der Kontaktkryotherapie kommt der Laser- und IPL-Therapie dabei entscheidende Bedeutung zu.

Insbesondere die initialen Hämangiome werden immer noch unterschätzt. Klinisch anfänglich wenig dramatisch, können sie jedoch innerhalb von Tagen ein enormes Wachstum zeigen. Ein schlecht ausgebildeter Lasertherapeut würde bei einem solchen Befund evtl. zunächst zum Zuwarten raten. Tatsächlich sollte aber umgehend nicht nur der rötliche Anteil, sondern insbesondere auch die hypopigmentierten Areale, die ebenfalls Manifestationen initialer Hämangiome sind, mit dem gepulsten Farbstofflaser behandelt werden, um einem explosionsartigen Wachstum zuvorzukommen. Aufgrund des schmalen Nebenwirkungsspektrums ist diese Vorgehensweise unbedingt zu anzuraten [63] und kann aufwändige und nicht immer erfolgreiche Spättherapien vermeiden.

Die gezeigten Beispiele verdeutlichen die Komplexität vieler Laserbehandlungen. Eine erfolgreiche Durchführung solcher Therapien ist ohne eine umfassende und geregelte universitäre Ausbildung, wie sie DALM in besonderem Maße leisten kann, kaum denkbar.

5.5 Ausblick: Master of Science in Aesthetic Laser Medicine

Aufbauend auf die in ▶ Abschn. 4.1 geschilderte neue Studienstruktur des DALM werden im Folgenden Perspektiven einer weiteren Qualifizierung im Sinne eines Masterstudiengangs auf dem Gebiet der Ästhetischen Lasermedizin skizziert [56]. Das konsekutive zweistufige Weiterbildungssystem der Ästhetischen Medizin und insbesondere Lasermedizin besteht danach aus dem:

- Diploma in Aesthetic Laser Medicine (DALM) in seiner neu strukturierten Form, das in Kombination mit einer abgeschlossenen Facharztweiterbildung als Grundstudium zum Aufbaustudium des
- Master of Science in Aesthetic Laser Medicine dient.

Im Einzelnen werden für den Master of Science in Aesthetic Laser Medicine nachfolgende Festlegungen vorgeschlagen.

Der Masterstudiengang dient der wissenschaftlichen Vertiefung auf dem Gebiet der Ästhetischen Medizin mit Bezug zur Lasermedizin und ist als Aufbaustudiengang zum klinisch orientierten und berufspraktischen Diploma in Aesthetic Laser Medicine (DALM) konzipiert.

Die Studienleistung besteht in der selbstständigen Erarbeitung einer Master-Thesis als einer herausragenden wissenschaftlichen Facharbeit auf dem Gebiet der Ästhetischen Medizin mit Bezug zur Lasermedizin. Voraussetzung zur Anerkennung einer Arbeit als Master-Thesis ist ihre Annahme zur Publikation in einem internationalen »peer-reviewed« Wissenschaftsjournal der Medizin. Die Mindeststundenzahl zur Erbringung der Studienleistung beträgt 1800 Arbeitsstunden (workload; WL), dies ist gleichzusetzen mit 60 Punkten im ECTS-System.

Das Curriculum des Masterstudiengangs sollte die Teilnahme an 8 Masterkolloquien, (i. e. wissenschaftliche Workshops am Rande eines Dies academicus des DALM), 8 Vorträgen auf Fachkonferenzen (davon bis zu 4 im Rahmen eines Dies academicus des DALM) und 5 Publikationen in Fachorganen (davon bis zu 2 im Rahmen eines Intranet-Fortbildungssystems des DALM) umfassen.

Die Inhalte des Masterstudiengangs überschneiden sich dabei nicht mit dem DALM-Programm.

Die habilitierten Dozenten im Kollegium des DALM bilden den Lehrkörper im Masterstudiengang.

Die Aufnahme in den Masterstudiengang setzt einen erfolgreichen Abschluss des Weiterbildungsstudiengangs Diploma in Aesthetic Laser Medicine und eine Eignungsempfehlung aus dem DALM-Kollegium voraus.

Der Masterstudiengang nutzt die bestehenden Administrations- und Organisationsstrukturen des Weiterbildungsstudiengangs DALM (www.laserstudium.eu).

Lehrangebot und Lehrkörper des Masterstudiengangs werden in Verbindung mit den aktuellen Themen der Wissenschaft ständig weiterentwickelt und in Zusammenarbeit mit der ScanBalt Academy (www.scanbalt.org) international verstärkt. Für die anfallenden Entscheidungen bildet der Lehrkörper eine geeignete Struktur.

Der Masterstudiengang ist kostendeckend gebührenpflichtig.

Unter Zugrundelegung dieser anspruchsvollen Voraussetzungen und Inhalte dürften die Chancen der Einführung einer eigenständigen Zusatzbezeichnung oder der Integration in die Zusatzbezeichnung *Plastische Operationen* bei den Ärztekammern deutlich steigen.

Zusammenfassung

»Der Anfang fürchtet oft,
womit das Ende scherzt.«
(Andreas Gryphius)

Seit mehr als 10 Jahren nimmt die Anzahl der Behandlungen in der ästhetischen Lasermedizin (ALM) stetig zu. Dies ist zum einen durch die fortlaufende Erschließung neuer Indikationsbereiche, zum anderen durch die stark steigende Nachfrage von Seiten der Patienten zu erklären.

Jedes Jahr wird der Markt mit einer Fülle neuer Lasergeräte überschwemmt, die im Idealfall wirkliche Neuentwicklungen, in der Regel jedoch nur Variationen bestehender Technologien sind. Durch diese Heterogenität des Angebots steigen die Anforderungen an die Behandler, da mit jeder neuen Gerätegeneration zahlreiche neue Parameter und Aspekte zu berücksichtigen sind.

Leider entwickelt sich das Wissen der Anwender nicht mit der gleichen Geschwindigkeit wie die Technologie. Dies liegt zum einen an der großen zeitlichen Belastung der meisten Therapeuten, die nur wenig Zeit für Weiterbildung ermöglicht, zum anderen am faktischen Fehlen von geeigneten, strukturierten und qualitätsgesicherten Ausbildungsmöglichkeiten. Die Informationsbeschaffung erfolgt autodidaktisch, in eher einseitigen Firmenpräsentationen oder in kurzen Workshops auf Kongressen. Hierbei fehlen jedoch der strukturelle Überbau, die Standardisierung und die ergebnisorientierte Qualitätssicherung.

Daher wurde bereits im Jahr 2001 durch Hochschullehrer der Universität Greifswald und renommierte Fachärzte aus Laserzentren in Deutschland, Österreich und der Schweiz in einem gemeinsamen Kollegium mit dem **Diploma in Aesthetic Laser Medicine (DALM)** ein entsprechendes Studienprogramm zur Ausbildung in ästhetischer Lasermedizin auf universitärem Niveau erarbeitet.

Im initialen Curriculum von DALM wurden bereits wesentliche Anforderungen an eine umfassende Ausbildung auf dem Gebiet der ALM umgesetzt. Die rasante technologische Entwicklung, neue juristische Vorgaben und nicht zuletzt die Ergebnisse einer Evaluation des bisherigen Studiengangs ergaben die Notwendigkeit einer grundlegenden Neustrukturierung und Qualitätsorientierung von DALM. Auch aktuelle politische Forderungen

einer nationalen Expertenkommission unter der Schirmherrschaft des Bundesratspräsidenten nach einer fachärztlich fundierten und interdisziplinären Spezialausbildung auf dem Gebiet der ästhetischen Lasermedizin in Verbindung von Hochschule und Praxis gehen in die gleiche Richtung.

Die vorliegende Arbeit hat zum Ziel, ein neues Konzept für eine universitäre Ausbildung in der ALM zu entwickeln, die im Sinne einer Qualitätssicherung zur Prävention iatrogener Schäden in der ALM führt.

Dieses Ziel konnte durch folgende Maßnahmen erreicht werden:

- Ein wissenschaftlicher, dynamischer Gegenstandskatalog legt das inhaltliche Fundament für die Ausbildung und lässt sich an variierende zukünftige Entwicklungen anpassen.
- Ein neues, transparentes und dereguliertes Curriculum ermöglicht die Anpassung der Ausgestaltung des Studienablaufs an die Wünsche der Studierenden. Insbesondere für Teilnehmer mit Vorkenntnissen wurden umfangreiche Flexibilisierungsmöglichkeiten im Sinne der Anrechnung bestehender Kompetenzen geschaffen.
- Besonderer Wert wurde auf eine durchgehende Qualitätssicherung gelegt. Hierbei sind v. a. die Einführung von qualifizierten Testaten für Hospitationen und Lehrveranstaltungen, die Forderung nach einer schriftlichen Diplomarbeit und die Neuausrichtung der Diplomprüfung zu nennen. Aber auch die regelmäßige Bewertung der Dozenten und der Verwaltung durch die Studierenden und die Studienleitung sowie die Forderung der Curriculumtreue gehören integral dazu.
- Mit Blick auf die zukünftige Entwicklung und Erweiterung des Studiengangs wurden bereits erste Schritte zur Internationalisierung unternommen durch Aufnahme des DALM-Curriculums in das wissenschaftliche Netzwerk ScanBalt der nordeuropäischen Staaten. Kontakte zu US-amerikanischen Dozenten wurden ebenfalls bereits hergestellt. In diesem Zusammenhang ist auch die Förderung der wissenschaftlichen Laserforschung zu nennen, die durch Promotionsarbeiten im Rahmen des DALM etabliert werden soll.

– Ein wichtiger Aspekt, gerade in der heutigen, durch schnelle elektronische Medien geprägten Zeit ist die Optimierung der Kommunikation sowohl der Studierenden mit den Dozenten und der Verwaltung als auch der Studierenden untereinander. Dies sollte unter besonderer Berücksichtigung der Ehemaligen geschehen, die, wie in Alumninetzwerken üblich, Beratungsfunktionen für weniger Erfahrene übernehmen können. Zur Verwirklichung dieser Strukturen wurden Mailinglisten und ein Diskussionsforum im Internet eingerichtet. Diese neuen Strukturen ermöglichten auch die Vereinfachung und Verschlankung der Verwaltung, die nun wieder an der Universität Greifswald lokalisiert ist und durch die direkte Kommunikation der aktiven Teilnehmer entlastet wird. Dies wirkt sich günstig auf die Kostenstruktur des Studiengangs aus.

Zusammenfassend kann festgestellt werden, dass durch die in dieser Arbeit vorgelegten Umstrukturierungsmaßnahmen und Methoden der Qualitätssicherung der Studiengang DALM gut auf aktuelle und zukünftige Anforderungen ausgerichtet werden kann. Durch das Alleinstellungsmerkmal der universitären, geregelten und strukturierten Ausbildung ergeben sich national und international Möglichkeiten der Expansion.

Mit der Etablierung von DALM als anerkanntem Weiterbildungsstandard in der ALM wird die im Mai 2007 von der in der Einleitung erwähnten nationalen Expertenkommission geäußerte Befürchtung, der Operateur sei das größte Risiko in der ästhetischen Lasermedizin, zumindest bei DALM-Absolventen bald der Vergangenheit angehören.

Anhang

A1   Personalliste

Mitglieder des Dozentenkollegiums sind zum Zeitpunkt der Erstellung dieser Arbeit in alphabetischer Folge:

- Babilas, Philipp, Priv.-Doz. Dr. med.
  DALM, Klinik und Poliklinik für Dermatologie, Universitätsklinikum Regensburg, Franz-Josef-Strauß-Allee 11, 93042 Regensburg
- Bier, Angelika Bier, Prof. Dr.
  DALM, Klinik für Mund-, Kiefer- und Gesichtschirurgie, Charité, Campus Virchow-Klinikum, Augustenburger Platz 1, 13353 Berlin
- Drosner, Michael, Prof. Dr. med.
  DALM, Bischofstr. 11, 19055 Schwerin
- Fuchs, Marco, Dr. med.
  DALM, Freiherr-vom-Stein-Straße 10, 47475 Kamp-Lintfort
- Funk, Wolfgang, Dr. Dr.
  DALM, Klinik für Plastische und Kosmetische Chirurgie, Frau-Holle-Straße 32, 81739 München
- Gansel, Reinhard W.
  DALM, Praxis-Klinik am Porscheplatz, Porschekanzel 3–5, 45127 Essen
- Hammes, Stefan, Dr. med.
  DALM, Laserklinik Karlsruhe, Kaiserstraße 104, 76133 Karlsruhe
- Hernuss, Peter, Prim. Prof. Dr.
  DALM, Tagesklinik Wien, Heiligenstädter Straße 63, A-1190 Wien
- Jörgens, Martin, Prof. Dr.
  DALM, Kaiserwerther Markt 25, 40489 Düsseldorf
- Kautz, Gerd-Martin Kautz, Dr. med.
  DALM, Am Markt 3, 54329 Konz
- Kimmig, Wolfgang, Dr. med.
  DALM, Hautklinik Universitätsklinikum Eppendorf, Martinistraße 52, 20246 Hamburg
- Metelmann, Hans-R., Prof. Dr. Dr.
  DALM, MKG-Chirurgie/Universitätsklinikum, F.-Sauerbruch-Straße BH1, 17475 Greifswald
- Podmelle, Fred, Dr. med.
  DALM, MKG-Chirurgie/Universitätsklinikum, F.-Sauerbruch-Straße BH1, 17475 Greifswald
- Raulin, Christian, Prof. Dr. med.
  DALM, Laserklinik Karlsruhe, Kaiserstraße 104, 76133 Karlsruhe

- Schmoll, Manfred, Dr. med.
  DALM, Achternstraße 21, 26122 Oldenburg
- Schnitzler, Hero, Dr. med.
  DALM, Ambulatorium für Dermatologie & Lasermedizin, Huobmattstraße 9, CH-6045 Meggen
- Seeber, Nikolaus, Dr. med.
  DALM, Wandsbeker Marktstraße 48–50, 22041 Hamburg
- Steinert, Markus, Dr. med.
  DALM, Holzmarkt 6, 88400 Biberach
- Strempel, Hartmut, Priv.-Doz. Dr. med.
  DALM, Wettergasse 1, 35037 Marburg
- Volland, Gerd, Dr. med. dent.
  DALM, Marktplatz 2, 91560 Heilsbronn
- Waite, Peter, Prof. Dr. med. MD. DDS.
  Department of Oral and Maxillofacial Surgery, University of Alabama at Birmingham (USA)
- Westermann, Ulrich, Prof. Dr. Dr.
  DALM, Kollegienwall 3–4, 49074 Osnabrück

Zusätzlich sind in der Verwaltung als Sekretärinnen beschäftigt (in alphabetischer Folge):
- Böttger, Kerstin
- Stephan, Petra

A2   Musterfragen

Bezug nehmend auf den in ▶ Abschn. 4.1.1 definierten Gegenstandskatalog werden nachfolgend in ◘ Tab. A2.1 thematisch geordnet Musterfragen aufgelistet. Dies geschieht ohne Anspruch auf Vollständigkeit und soll lediglich als Anregung für schriftliche und mündliche Prüfungsfragen im Lehrangebot des DALM dienen.

Jeder Frage ist je nach Schwierigkeit ein Punktwert zwischen 1 (einfach) und 3 (schwierig) zugeordnet. Die jeweiligen Punktzahlen finden Sie in Spalte 2. Für eine Prüfung sollten Fragen aller Schwierigkeitsgrade zu den in der jeweiligen Lehreinheit behandelten Themen kombiniert werden. Die Punktzahlen der korrekt beantworteten Fragen werden addiert. Eine Teilpunktevergabe für teilweise korrekt beantwortete Fragen ist möglich. Zu jeder Frage wird in Spalte 3 die erwartete Antwort angegeben. Zum Bestehen einer Prüfung benötigt

◻ Tab. A2.1 Musterfragen für die schriftliche und mündliche Prüfung des DALM

Frage	Punktwert	Antwort
1. Grundlagen		
Erläutern Sie die Prinzipien der selektiven Photothermolyse und der thermokinetischen Selektivität.	(3)	Die selektive Photothermolyse beschreibt die selektive Zerstörung von Zielstrukturen aufgrund von Unterschieden in den Absorptionskoeffizienten von Zielstruktur und umgebendem Gewebe. Die thermokinetische Selektivität beschreibt die Selektivität aufgrund von Impulsdauern unterhalb der thermischen Relaxationszeit der Zielstruktur.
Was ist die thermische Relaxationszeit?	(2)	Die Zeit, in der eine Zielstruktur durch thermische Diffusion der Wärme in das umgebende Gewebe auf 50% ihrer Anfangstemperatur abkühlt.
Wie verhält sich die Melaninabsorption in Bezug auf die verwendete Wellenlänge?	(1)	Die Melaninabsorption wird zu großen Wellenlängen hin geringer.
Welche Eigenschaften von Laserlicht sind therapeutisch bedeutsam?	(2)	Wellenlänge, Impulsdauer, Energiedichte, Strahlprofil.
Nennen Sie Baugruppen eines Lasergeräts.	(2)	Lasermedium, Spiegelsystem (Resonator), Pumpquelle.
Welche Arbeitsmodi gibt es bei Lasersystemen?	(2)	Kontinuierlich, gepulst (im Bereich von Millisekunden), gütegeschaltet (im Bereich von Nanosekunden).
Was bedeutet der Begriff »gütegeschaltete Laser«?	(1)	Er bezeichnet Lasergeräte mit Impulsdauern im Bereich von Nanosekunden.
Wie ändert sich die Eindringtiefe von Licht in der Regel mit der Wellenlänge?	(1)	In der Regel dringt längerwelliges Licht tiefer ein.
Warum dringt Licht von 10.600 nm nicht sehr tief ein?	(3)	Die Wasserabsorption ist bei dieser Wellenlänge sehr hoch und das Licht wird bereits in oberen Hautschichten komplett absorbiert, was zu einer Gewebeverdampfung führt.
Wie wirkt sich der Strahldurchmesser auf die Eindringtiefe eines Laserstrahls aus und warum?	(2)	Da sich bei einem dicken Strahl der Streuungseffekt weniger stark auswirkt, dringt er tiefer ein als ein dünner Strahl.
2. Benigne pigmentierte Hautveränderungen		
Mit welchen Lasertypen lässt sich die Lentigo benigna behandeln?	(2)	Gütegeschalteter Rubinlaser, gütegeschalteter Alexandritlaser
Warum benötigt man gütegeschaltete Laser zur Behandlung von pigmentierten Hautveränderungen?	(2)	Die Zielchromophoren sind z. B. sehr kleine Melaninpartikel. Aufgrund der thermischen Relaxationszeit der Partikel sind zur Zerstörung sehr kurze Impulse im Nanosekundenbereich notwendig.

◻ Tab. A2.1 Fortsetzung

Frage	Punktwert	Antwort
Wie viele Sitzungen benötigt man zur Entfernung einer Lentigo benigna?	(1)	Typischerweise 1–2 Sitzungen mit dem güte-geschalteten Rubinlaser.
Worüber muss man vor der Behandlung von Epheliden aufklären?	(1)	Über die große Rezidivfreudigkeit der Epheliden.
Wie kann man postinflammatorische Hyperpigmentierungen bei Hauttyp V behandeln?	(2)	Wegen des hohen Melaningehalts der Haut sehr schwierig, evtl. ein vorsichtiger Versuch mit gütegeschaltetem Nd:YAG-Laser.
Wie viele Sitzungen benötigt man zur Entfernung eines Becker-Nävus?	(1)	Das ist schwierig vorherzusagen, zumeist multiple Sitzungen (5–10). Rezidive sind häufig.
3. Benigne Tumoren und organoide Nävi		
Mit welchem Lasertyp kann ein epidermaler Nävus entfernt werden?	(1)	Mit ablativen Lasern wie CO_2-Laser oder Er:YAG-Laser.
Wie gehen Sie bei der Entfernung eines dermalen Nävus vor?	(3)	Klinische Beurteilung, wenn keine Dysplasiezeichen vorliegen, Histologie gewinnen, dann Abtragung mit CO_2-Laser oder Er:YAG-Laser bis zum Hautniveau, bei leicht pigmentierten Nävi ergänzende Therapie mit gütegeschaltetem Rubinlaser.
Was ist bei der Therapie von fibrösen Nasenpapeln zu beachten?	(2)	Abtragung mit CO_2-Laser ist möglich, Rezidive sind häufig. Falls nur die Farbkomponente stört, ist auch eine hochdosierte Behandlung mit dem gepulsten Farbstofflaser möglich (ebenfalls häufig Rezidive).
Wie behandeln Sie Neurofibrome?	(3)	Abtragung mit CO_2-Laser möglich. Die Abtragung sollte tief genug durchgeführt werden, da sonst Residuen verbleiben. Insbesondere empfiehlt es sich, durch seitlichen Druck den gummiartigen »Kern« bei der Ablation etwas herauszudrücken.
Was ist bei der Behandlung von seborrhoischen Keratosen zu beachten?	(2)	Abtragung mit CO_2-Laser möglich. Nach kurzer Auflockerung kann die seborrhoische Keratose meist leicht abgewischt werden. Es darf nicht zu tief abladiert werden, um Texturänderungen zu vermeiden.
Wie können Syringome entfernt werden?	(2)	Abtragung mit CO_2-Laser möglich. Wichtig ist eine sehr vorsichtige, nicht zu tiefe Ablation, um atrophe Narben zu vermeiden. Der Patient muss auf die häufigen Rezidive hingewiesen werden.
Wie behandeln Sie Talgdrüsenhyperplasien?	(2)	Alternativen: Kryotherapie, Isotretinoin, gepulster Farbstofflaser, CO_2-Laser.
Wie entfernen Sie Xanthelasmen?	(3)	Untersuchung auf Fettstoffwechselstörungen, falls negativ: Abtragung mit CO_2-Laser oder Er:YAG-Laser. Nachbehandlung mit gepulstem Farbstofflaser zur Rezidivprophylaxe. Der Patient muss über die hohe Rezidivwahrscheinlichkeit aufgeklärt werden.

◻ **Tab. A2.1** Fortsetzung

Frage	Punktwert	Antwort
4. Dyschromien		
Nennen Sie geeignete Lasertypen zur Entfernung folgender Tätowierungsfarben: schwarz, rot, grün	(3)	Gütegeschaltete Laser; – schwarz: Nd:YAG oder Alexandrit, – rot: KTP-Nd:YAG, – grün: Rubin oder Alexandrit.
Wie viele Sitzungen benötigt man in der Regel zur Entfernung von schwarzen Profitätowierungen?	(1)	Je nach Farbe, Intensität und Energiedichte zwischen 7 und 20 Sitzungen.
Welchen Effekt hat ein größerer zeitlicher Abstand der Sitzungen bei der Tätowierungsentfernung?	(1)	In der Regel benötigt man weniger Sitzungen.
Wie behandeln Sie eine schwarze Tätowierung bei einem leicht gebräunten Patienten mit Hauttyp 2?	(2)	Mit dem gütegeschalteten Nd:YAG-Laser. Da die Melaninabsorption bei 1064 nm sehr gering ist, kann die Behandlung ohne wesentliche Reduktion der Energiedichte durchgeführt werden.
Wie behandeln Sie eine rote Tätowierung bei einem leicht gebräunten Patienten mit Hauttyp 2?	(2)	Der eigentlich für die rote Farbe geeignete gütegeschaltete KTP-Nd:YAG-Laser sollte wegen der hohen Melaninabsorption bei 532 nm für gebräunte Haut nicht eingesetzt werden. Der Patient sollte behandelt werden, wenn die Bräunung verschwunden ist.
Welche Eliminationsmechanismen bei der Tätowierungsentfernung sind Ihnen bekannt?	(2)	Elimination durch Krusten/Sekret, lymphatische Elimination.
Warum sollte in der Regel keine Lokalanästhesie bei Tätowierungsentfernungen eingesetzt werden?	(2)	Die Lokalanästhesie hat keine protektive Wirkung, somit können bei versehentlich zu hohen Energiedichten deutliche Hautschäden auftreten, da die Warnfunktion des Schmerzes fehlt.
Über welche Nebenwirkung müssen Sie insbesondere bei der Behandlung von Permanent Make-up aufklären?	(1)	Über den Farbumschlag.
Wie behandeln Sie ein rotes Permanent-Make-up, das nach der ersten Sitzung einen Farbumschlag nach schwarz zeigt?	(3)	Die Initialbehandlung wird mit dem gütegeschalteten Rubinlaser durchgeführt, die weiteren Sitzungen ggf. ebenfalls mit diesem oder mit dem gütegeschalteten Nd:YAG- oder Alexandritlaser.
Was müssen Sie bei der Behandlung eines Permanent Make-ups am Lidrand beachten?	(2)	Es ist ein subtarsaler Augenschutz mit einer Augenschale notwendig.
Wie unterscheidet sich die Behandlung von Fremdkörpereinsprengungen von der Entfernung gewöhnlicher Tätowierungen?	(2)	Die Partikelgröße ist sehr variabel, größere Partikel können gelegentlich nicht vollständig entfernt werden. Auch die Partikeltiefe variiert sehr stark.
Wieso kann die fraktionelle Photothermolyse zur Pigmentbehandlung eingesetzt werden?	(2)	Durch die Shuttle-Funktion im Rahmen der Heilung der Mikrotraumatisierungen werden epidermale und dermale Partikel ausgeschleust.

◩ **Tab. A2.1** Fortsetzung

Frage	Punktwert	Antwort
5. Entzündliche Dermatosen		
Wie kann eine Acne inversa lasertherapeutisch angegangen werden?	(2)	Die Fistelgänge können mit dem CO_2-Laser chirurgisch abgetragen werden. Ein Vorteil ist hierbei die blutstillende Wirkung. Zur Redizivprophylaxe kann nach Abheilung ein langgepulster Photoepilationslaser im Randbereich eingesetzt werden.
Mit welchen Lasertypen kann eine Psoriasis vulgaris günstig beeinflusst werden?	(2)	In erster Linie mit dem Excimer-Laser, jedoch wirkt auch der gepulste Farbstofflaser und in manchen Fällen der langgepulste Nd:YAG-Laser.
Wie viele Sitzungen benötigt man mit dem Excimer-Laser zur Induktion einer Remission bei der Psoriasis vulgaris?	(2)	Das ist sehr variabel und kann zwischen 6 und 15 Sitzungen liegen. Die Behandlung sollte mit einer Frequenz von 2–3 Sitzungen pro Woche durchgeführt werden.
Wie behandeln Sie eine Vitiligo lasertherapeutisch?	(2)	Ein Therapieansatz ist die Verwendung des Excimer-Lasers, der wie die konventionelle UVB-Therapie immunsuppressiv und anregend auf die Pigmentierung wirkt. Eine Heilung ist dadurch nicht möglich. Es sind sehr viele Sitzungen (20–30) erforderlich.
Wodurch unterscheidet sich der Excimer-Laser insbesondere von allen anderen Laserarten?	(2)	Er arbeitet nicht nach den Prinzipien der selektiven Photothermolyse und der thermokinetischen Selektivität, sondern ist ein UV-Laser, der durch die speziellen Eigenschaften des UV-Lichtes wirkt.
Was ist bei der praktischen Durchführung einer Excimer-Lasertherapie zu beachten und worüber muss der Patient aufgeklärt werden?	(2)	Es dürfen keine Impulsüberlappungen auftreten, da sich die applizierten Dosen addieren. Hautschäden nach zu hoher Dosierung, wie Blasen oder Krusten, treten erst verzögert auf.
6. Erkrankungen des Bindegewebes		
Kann der Lupus erythematodes lasertherapeutisch günstig beeinflusst werden und warum?	(2)	Mit dem gepulsten Farbstofflaser ist in vielen Fällen eine Remission erreichbar. Bezüglich des Wirkprinzips wird eine immunmodulatorische Komponente diskutiert.
Können Striae distensae durch eine Lasertherapie entfernt werden?	(1)	Nein, sie können nur in gewissen Umfang farblich und strukturell verbessert werden. In erster Linie ist hierbei der gepulste Farbstofflaser wirksam.
7. Falten und Aknenarben		
Welches lasertherapeutische Konzept ist Goldstandard bei der Behandlung von Falten aufgrund von Kollagenverlust?	(1)	Das Skinresurfacing mit dem CO_2-Laser und/oder Er:YAG-Laser.

◘ Tab. A2.1 Fortsetzung

Frage	Punktwert	Antwort
Beschreiben Sie das Wirkprinzip des Skinresurfacings mit dem CO_2-Laser.	(3)	Durch den hohen Absorptionskoeffizienten von Wasser bei 10.600 nm wird die Laserenergie fast vollständig in der Epidermis und den oberen Bereichen der Dermis absorbiert und führt zu einer Ablation von Gewebe. Hierdurch und durch den in tieferen Schichten wirkenden thermischen Kollagen-Shrinking-Effekt wird eine Neusynthese von Kollagen induziert und die Haut gestrafft.
Wie unterscheidet sich das Skinsurfacing mit dem CO_2-Laser von dem mit dem Er:YAG-Laser?	(3)	Das Licht des Erbium:YAG-Lasers wird etwa 5-mal stärker von Wasser absorbiert. Dies führt zu einer explosionsartigen Ablation des Gewebes ohne wesentlichen thermischen Effekt (kalte Ablation). Daher findet kein Kollagen-Shrinking statt und auch keine Blutstillung.
Wie behandeln Sie Aknenarben lasertherapeutisch?	(2)	Diese können ähnlich wie Falten mit Er:YAG-Laser, CO_2-Laser oder der fraktionellen Photothermolyse behandelt werden.
Was ist vor und nach einem Skinresurfacing zu beachten?	(2)	Der Patient darf nicht gebräunt sein, ggf. ist eine Herpesprophylaxe notwendig. Nach der Behandlung muss für 6–8 Wochen ein konsequenter Sonnenschutz sichergestellt sein.
Über welche wesentlichen Nebenwirkungen muss vor einem Skinresurfacing aufgeklärt werden?	(1)	Starke Krustenbildung für 7–10 Tage, Möglichkeit von Hypo- und Hyperpigmentierungen.
Beschreiben Sie das Wirkprinzip der fraktionellen Photothermolyse.	(2)	Durch multiple Mikrotraumatisierungen soll im Rahmen des Heilungsprozesses die Kollagenneogenese angeregt werden.
Welche Lasertypen werden für fraktionelle Lasergeräte verwendet?	(2)	Nd:YAG, Er:YAG, Er:Glass, CO_2.
Wie beurteilen Sie den Stellenwert des Subsurfacings?	(2)	Beim Subsurfacing soll ohne epidermalen Schaden eine Kollagenneogenese induziert werden. Dieser Effekt konnte bisher wissenschaftlich weder in praktisch relevantem Umfang noch nachhaltig nachgewiesen werden.
8. Narben		
Wie können atrophe Narben lasertherapeutisch verbessert werden?	(3)	Die Behandlung ist schwierig, da ein Gewebedefekt besteht. Eine Verbesserung ist möglich durch Abflachen der Ränder und den Versuch der Induktion einer Kollagenneosynthese an der Basis. Zumeist ist keine vollständige Glättung möglich. Mögliche Laser: Er:YAG-Laser, CO_2-Laser, gepulster Farbstofflaser, fraktionierte Lasergeräte.

◘ Tab. A2.1 Fortsetzung

Frage	Punktwert	Antwort
Welche Verbesserungen können bei hypertrophen Narben erreicht werden?	(3)	Mit dem gepulsten Farbstofflaser kann die Farbe (falls rötlich) günstig beeinflusst werden, eine Abflachung ist möglich, und der oft vorhandene Juckreiz kann gelindert werden. Ein multimodaler Ansatz ist oft am besten wirksam: Kombination von CO_2-Laser, gepulstem Farbstofflaser, Kryotherapie und Steroidinjektionen.
Wie behandeln Sie Keloide?	(2)	Die Therapie sollte möglichst wenig traumatisch sein, um Rezidive gering zu halten. Gut bewährt hat sich der gepulste Farbstofflaser.
Können hypopigmentierte Narben lasertherapeutisch verbessert werden?	(2)	In manchen Fällen kann eine Repigmentierung mit dem Excimer-Laser induziert werden. In vielen Fällen ist jedoch keine Repimentierung möglich.
Nennen Sie typische Behandlungsparameter für den gepulsten Farbstofflaser bei der Behandlung von Keloiden.	(2)	5 J/cm² bei 0,5 ms Impulsdauer.
Wie viele Sitzungen sind bei der Behandlung von Keloiden mit dem gepulsten Farbstofflaser notwendig?	(2)	Das ist individuell sehr variabel. Manchmal ist eine Verbesserung schon nach 3–4 Sitzungen sichtbar, in anderen Fällen werden mehr als 10 Sitzungen benötigt.
Was limitiert die Wirksamkeit des gepulsten Farbstofflasers bei dicken Keloiden?	(1)	Die geringe Eindringtiefe von 1–2 mm.
9. Photoepilation		
Was ist bei der Photoepilation die primäre, was die sekundäre Zielstruktur?	(2)	Die primäre Zielstruktur ist das Haar, die sekundäre der/die Follikel/Bulge Area/Papille.
Wieso können bei der Photoepilation nicht in einer Sitzung alle Haare eines Areals vollständig epiliert werden?	(1)	Weil eine effektive Photoepilation nur bei Anagenhaaren möglich ist, und nicht alle Haare gleichzeitig in der Anagenphase sind.
Welche Haare lassen sich besonders gut durch Photoepilation entfernen?	(1)	Dunkle, dicke Haare auf heller Haut.
Wie behandeln Sie lasertherapeutisch eine blonde Flaumbehaarung der Oberlippe?	(1)	Diese ist mit den heute zur Verfügung stehenden Lasersystemen nicht effizient behandelbar. Hier sollte auf Alternativverfahren verwiesen werden.
Wie viele Sitzungen sind bei der Photoepilation der Axillenregion notwendig?	(1)	Je nach Eignung der Haare und verwendeter Energiedichte sind 6–10 Sitzungen notwendig, um eine lang anhaltende Haarreduktion zu erreichen.
Welche Lasertypen sind bei der Photoepilation bei dunklen Hauttypen zu bevorzugen und warum?	(2)	Langwellige Laser (Diode, Nd:YAG), da die Melaninabsorption geringer ist und somit epidermale Nebenwirkungen seltener sind.

◻ Tab. A2.1 Fortsetzung

Frage	Punktwert	Antwort
Wie unterscheiden sich Alexandritlaser und Nd:YAG-Laser in ihrer Anwendbarkeit bei der Photoepilation?	(2)	Das Licht des Alexandritlasers wird besser von Melanin absorbiert. Daher ist er i. Allg. wirksamer. Er ist jedoch nicht bei dunkleren Hauttypen einsetzbar. Hier hat der Nd:YAG-Laser Vorteile.
Nennen Sie typische initiale Behandlungsparameter bei der Photoepilation (Hauttyp 2) mit dem Alexandritlaser.	(1)	20 J/cm^2, 20 ms Impulsdauer.
Wie beurteilen Sie eine parallel zu einer Photoepilationstherapie durchgeführte antiandrogene Therapie?	(3)	Diese ist nicht sinnvoll, da sie zu einer Unterdrückung des Haarwachstums führt. Somit hätte die Lasertherapie weniger Zielstrukturen. Nach Absetzen der antiandrogenen Therapie nach Ende der Lasertherapie könnte es zu einem vermehrten Haarwachstum kommen.
10. Vaskuläre Hautveränderungen		
Schildern Sie das Wirkprinzip des gepulsten Farbstofflasers bei der Gefäßbehandlung.	(3)	Durch selektive Photothermolyse mit oxygeniertem Hämoglobin (585 nm ist ein lokales Absorptionsmaximum des oxygenierten Hämoglobins) als Zielchromophor werden Gefäße durch Impulse einer Länge unterhalb der thermischen Relaxationszeit des Gefäßes geschädigt.
Kann bei der Behandlung mit dem gepulsten Farbstofflaser die Melaninabsorption vernachlässigt werden?	(1)	Die Melaninabsorption kann nicht vernachlässigt werden, da sie bei 585 nm nicht gering ist. Daher können dunkle Hauttypen nur eingeschränkt mit dem Farbstofflaser behandelt werden.
Wie behandeln Sie senile Angiome?	(2)	Gute Therapieerfolge mit zumeist nur einer notwendigen Behandlungssitzung sind mit dem langgepulsten KTP-Nd:YAG-Laser und dem gepulsten Farbstofflaser möglich.
Wie lassen sich Besenreiser mit Lasersystemen behandeln?	(3)	Nach wie vor sind die Ergebnisse der Besenreiserbehandlung mit Licht- und Lasersystemen nicht sehr ermutigend. Die Sklerotherapie ist immer noch der Goldstandard. Gewisse Erfolge bei Matting sind mit dem gepulsten Farbstofflaser möglich. Für dickere und tiefere Besenreiser kann auch der langgepulste Nd:YAG-Laser angewendet werden. Lang andauernde Hyperpigmentierungen sind nicht selten.
Wie behandeln Sie ein Granuloma pyogenicum am Finger?	(3)	Bei kleinen Granulomen ist möglicherweise eine hochdosierte Therapie mit dem gepulsten Farbstofflaser erfolgreich. Für größere oder stark blutende Granulome ist der CO_2-Laser zunächst im Dauerstrichbetrieb und anschließend im ultragepulsten Modus die Therapie der Wahl. Eine Alternative stellt der langgepulste Nd:YAG-Laser dar.

◘ Tab. A2.1 Fortsetzung

Frage	Punktwert	Antwort
Wann sollte ein progredientes Säuglingshäm-angiom behandelt werden und warum?	(3)	Möglichst sofortige Therapie mit dem gepulsten Farbstofflaser, wenn das Hämangiom noch flach ist, ansonsten Einsatz der Kontaktkryotherapie oder der interstitiellen Lasertherapie. Ein neuer Ansatz ist die Therapie mit β-Blockern. Das Ziel ist die Einleitung einer Regression. Je dicker das Hämangiom wird, desto schwieriger wird die Therapie und desto stärker sind die Residuen.
Was ist das Ziel einer frühzeitigen Therapie von progredienten Säuglingshämangiomen?	(1)	Die Einleitung einer Regression.
Was ist die Therapie der Wahl für einen Naevus flammeus?	(1)	Die Behandlung mit dem gepulsten Farbstoff-laser.
Wie viele Sitzungen sind notwendig zur Ent-fernung eines Naevus flammeus?	(2)	Das ist sehr variabel. Manche Naevi flammei sind gar nicht ohne Residuen entfernbar, bei anderen sind zwischen 3 und 20 Sitzungen notwendig.
In welchem Alter sollte die Therapie eines Naevus flammeus erfolgen?	(2)	Entweder vor dem Alter von 6 Monaten oder wenn der Patient später selbst den Therapie-wunsch äußert (zumeist im Schulalter).
Wie behandeln Sie Spider-Nävi?	(1)	Zumeist können diese mit dem gepulsten Farb-stofflaser in 1–2 Sitzungen entfernt werden.
Wie behandeln Sie faziale Teleangiektasien?	(1)	Der gepulste Farbstofflaser oder der langgepuls-te KTP-Nd:YAG-Laser sind gut geeignet. Zumeist sind 3–5 Sitzungen notwendig.
Nennen Sie Indikationen des gepulsten Farb-stofflasers neben der Gefäßbehandlung.	(3)	Verrucae vulgares, Condylomata acuminata, Mollusca contagiosa, Narben, Striae distensae, Lupus erythematodes, Psoriasis vulgaris
Nennen Sie typische Behandlungsparameter bei der Therapie von fazialen Teleangiektasien (Hauttyp 2) mit dem gepulsten Farbstofflaser.	(2)	Je nach Gefäßdurchmesser z. B. – 4–5 J/cm^2, 0,5 ms Impulsdauer oder z. B. – 12 J/cm^2, 40 ms Impulsdauer.
Warum ist die Behandlung von venösen Malfor-mationen schwierig?	(3)	Sie sind meist tiefliegend und haben ein großes Volumen. Für die Behandlung kommt v. a. der langgepulste Nd:YAG-Laser in Frage, da er eine große Eindringtiefe hat. Zumeist sind multiple Behandlungen notwendig.
11. Virale Hautveränderungen		
Welche Laser sind zur Therapie von Verrucae vulgares geeignet?	(3)	Der gepulste Farbstofflaser aufgrund seiner im-munmodulierenden Wirkung. Wichtig ist hierbei eine suffiziente prätherapeutische Abtragung der Hornschichten. Ablative Laser wie der CO_2-Laser und der Er:YAG-Laser können Alternati-ven bei großen Verrucae sein. Hierbei ist eine effektive Absaugung notwendig, um aerogene Kontaminationen zu minimieren.

◘ Tab. A2.1 Fortsetzung

Frage	Punktwert	Antwort
Wie behandeln Sie Condylomata acuminata?	(3)	Neben den konservativen und chirurgischen Verfahren ist auch der Einsatz des gepulsten Farbstofflasers, des CO_2-Lasers und des Er:YAG-Lasers möglich. Hierbei ist eine effektive Absaugung notwendig, um aerogene Kontaminationen zu minimieren.
Wie können Mollusca contagiosa lasertherapeutisch entfernt werden?	(1)	Der gepulste Farbstofflaser ist aufgrund seiner immunmodulierenden Wirkung eine Therapiealternative.
12. Konservative Therapiemöglichkeiten		
Wie bereiten Sie die Haut auf ein Skinresurfacing vor?	(2)	Hier kann im Vorfeld die externe Anwendung von Isotretinoin oder Fruchtsäuren eine gewisse Kollagenneogenese induzieren.
Wie können Teleangiektasien durch Externa kaschiert werden?	(1)	Die Applikation von grünlichen Pigmenten führt in der Regel zu einer optischen Abblassung der Teleangiektasien.
Wie kann man Narben ohne Laser abflachen?	(2)	Durch Kryotherapie oder Steroidinjektionen.
Wie kann man Mollusca contagiosa ohne Lasereinsatz entfernen?	(2)	Durch eine sehr häufige Applikation von Fettcremes verschwinden die Mollusken in vielen Fällen. Gelegentlich ist eine Excochleation notwendig.
Wie kann man Verrucae vulgares entfernen?	(2)	Kryotherapie, immunstimulierende Verfahren, Schneckentherapie (psychoimmunologisch).
13. Nichtchirurgische Techniken		
Können Glabellafalten lasertherapeutisch gut behandelt werden?	(2)	Nein, dies sind mimische Falten, die am besten auf eine Therapie mit Botulinumtoxin ansprechen.
Können Glabellafalten allein mit Fillern gut behandelt werden?	(2)	Nein, diese Falten sollten zunächst mit Botulinumtoxin behandelt werden. Falls Residuen aufgrund fehlender Hautelastizität bestehen, können diese eine Indikation für Filler sein.
Können Nasolabialfalten lasertherapeutisch gut behandelt werden?	(2)	Nein, diese Falten sprechen zumeist sehr gut auf eine Fillertherapie an.
Gibt es sinnvolle Kombinationen von Lasertherapie und Botulinumtoxin?	(3)	Bei der Behandlung von Augenfältchen kann ein mildes Skinresurfacing sinnvoll sein, wenn die natürliche Hautelastizität nachlässt, und eine nachfolgende Behandlung mit Botulinumtoxin zur Rezidivprophylaxe.
Kann bei einer 65-jährigen Patientin mit Falten durch Kollagenverlust der periorale Bereich großflächig mit Fillern sinnvoll optimiert werden?	(2)	Bei einer großflächigen Faltenbildung durch Kollagenverlust ist in der Regel nur ein Skinresurfacing sinnvoll. Residuale lokale Falten können dann durch Filler optimiert werden.

◻ **Tab. A2.1** Fortsetzung

Frage	Punktwert	Antwort
14. Prinzipien der Ästhetischen Chirurgie		
Wie behandeln Sie »hängende« Wangen laser-therapeutisch?	(2)	Hier ist i. Allg. kein Erfolg durch eine Lasertherapie zu erzielen. In ausgewählten Fällen kann durch eine Radiofrequenzanwendung ein Straffungseffekt entstehen, in der Regel ist jedoch ein Facelift indiziert.
Können Sie eine dehiszente Narbe durch eine Lasertherapie verschmälern?	(2)	Im Allgemeinen ist durch Laseranwendung keine Verschmälerung der Narbe zu erzielen. Erfolge werden zumeist durch chirurgische Narbenkorrekturen erzielt. Falls danach eine gerötete oder leicht erhabene Narbe auftritt, kann lasertherapeutisch eine Verbesserung erreicht werden.
Kann man tiefe Aknenarben (»Eispickelnarben«) lasertherapeutisch entfernen?	(3)	In der Regel nicht. Hier bietet sich eine kleine Stanzexzision an. Falls danach eine gerötete oder leicht erhabene Narbe auftritt, kann oft lasertherapeutisch eine Verbesserung erreicht werden.
15. Unterstützende Maßnahmen		
Was ist die wichtigste supportive Maßnahme bei der Lasertherapie?	(2)	Die Kühlung. Idealerweise prä-, intra- und post-therapeutisch.
Welche Kühlverfahren für die Lasertherapie kennen Sie?	(2)	Kaltluftkühlung, Kontaktkühlung, Kryogenspraykühlung.
Wie sollte die Haut nach einem Skinresurfacing behandelt werden?	(2)	Häufige kalte Schwarzteeumschläge, Applikation von Vaseline, Kühlung, Sonnenschutz.
Welche Probleme können durch die Anwendung von Cremes mit Lokalanästhetika entstehen?	(2)	Die Epidermis kann quellen. Dies kann sich insbesondere bei Lasern mit geringer Eindringtiefe, z. B. dem gepulsten Farbstofflaser, negativ auf die Clearance auswirken.
16. Behandlungsfehler		
Wie wählen Sie die Energiedichte für die Erstbehandlung aus?	(3)	Defensiv, lieber im Verlauf der Behandlung steigern. Hauttyp, Bräunung, Lasertyp, Schmerzempfindlichkeit, Indikation, Kühlverfahren müssen bei der Entscheidung berücksichtigt werden.
Wie vermeiden Sie systembedingte Behandlungsfehler?	(2)	Zunächst eine Probebehandlung durchführen. Dabei zunächst nur einen Impuls applizieren und die Haut- und Patientenreaktion beobachten. Niemals nur der Anzeige auf dem Lasergerät trauen.
Warum sollte nach einer Lasertherapie möglichst keine UV-Exposition erfolgen?	(1)	Es könnten postinflammatorische Hyperpigmentierungen entstehen.
Zählen Sie einige Prinzipien zur Prophylaxe von Behandlungsfehlern in der Lasertherapie auf.	(2)	Ausbildung, Patientenauswahl, Aufklärung, korrekte Indikationsstellung, Probebehandlung, Kühlung.

◼ Tab. A2.1 Fortsetzung

Frage	Punktwert	Antwort
Ein gebräunter Patient kommt zur Photoepilation mit dem Alexandritlaser. Wie reagieren Sie?	(2)	Ich lehne die Behandlung ab, da es zu starken Nebenwirkungen kommen kann.
17. Laserschutz		
Welche gesetzlichen Bestimmungen regeln den Lasereinsatz in der Medizin?	(3)	Medizinproduktegesetz (MPG), Medizinprodukte-Betreiberverordnung (MPBetreibV), Unfallverhütungsvorschrift UVV VBG 93 »Laserstrahlung«, BGV-Vorschrift BGV B2
Welche Laserklassen gibt es?	(2)	Klasse 1, 2, 3A, 3B, 4
Für Geräte welcher Laserklassen ist ein Laserschutzbeauftragter zu bestellen?	(1)	Für Geräte der Laserklassen 3B und 4 ist ein Laserschutzbeauftragter schriftlich zu bestellen.
Welche Aufgaben hat ein Laserschutzbeauftragter?	(3)	Überwachung des Laserbetriebes, Beratung des Unternehmers, Auswahl und Kontrolle der persönlichen Schutzausrüstungen, Mitwirkung bei der Unterweisung von Beschäftigten, Information des Unternehmers über Mängel und Störungen, Untersuchung von Unfällen mit Hilfe von Fachkräften.
Zählen Sie Gefährdungsarten beim Einsatz von Lasergeräten auf.	(2)	Laserstrahlung, Hochspannung, giftige Stoffe, infektiöse Stoffe, Rauch.
Was ist die wichtigste Schutzeinrichtung beim Laserbetrieb?	(1)	Die Schutzbrille.
Was ist bei der Verwendung von Schutzbrillen zu beachten?	(3)	Nur Brillen der korrekten Schutzstufe im passenden Wellenlängenbereich verwenden, defekte Brillen sofort austauschen. Bei mehreren Lasersystemen: Verwechslungsgefahr.
Wie viel mal höher ist die Leistungsdichte des Strahls eines Farbstofflasers im Vergleich zu einer 60-W-Glühbirne?	(2)	Eine Glühbirne mit 60 W erzeugt ca. 0,001 W/cm^2, ein Farbstofflaser ca. 12.000 W/cm^2, d. h. der Laser erzeugt eine um den Faktor 12 Mio. höhere Leistungsdichte.
18. Management		
Welche wichtigen Gesetze müssen Sie bei der Werbung für Ihre Produkte beachten?	(2)	Unter anderem das Heilmittelwerbegesetz und das Gesetz gegen unlauteren Wettbewerb.
Wie lange vor einer Laserbehandlung sollte die Aufklärung erfolgen?	(2)	Mindestens 24 h.

◘ Tab. A2.1 Fortsetzung

Frage	Punktwert	Antwort
Darf eine medizinische Fachangestellte Laser bedienen?	(3)	Nur unter ärztlicher Supervision und nach gründlicher Einarbeitung. In der Aufklärung muss darauf hingewiesen werden, dass die Behandlung ggf. durch eine medizinische Fachangestellte durchgeführt wird. Invasive Lasertherapien dürfen nur von Ärzten durchgeführt werden.
19. Ethik		
Eine Patientin mit körperdysmorpher Störung bittet Sie um die Behandlung einer durch Sie nicht erkennbaren Falte. Wie verhalten Sie sich?	(2)	Ich kläre die Patientin auf, dass durch eine Behandlung keine Verbesserung erreicht werden kann, und lehne die Behandlung ab.
Wie stehen Sie zu Behandlungen, die unwirksam, ggf. sogar schädlich, aber »in« sind und vom Patienten gewünscht werden?	(2)	Aufgrund der ärztlichen Ethik werde ich solche Behandlungen nicht durchführen.
Wie klären Sie den Patienten über den zu erwartenden Therapieerfolg auf?	(2)	Ich kläre ihn ehrlich und eher defensiv auf. Übertreibungen jeder Art sind zu vermeiden.

der Kandidat mindestens 60% der erreichbaren Punkte.

Den Dozenten steht es selbstverständlich frei, andere Fragen zu verwenden, die Aufzählung soll jedoch Modellcharakter haben und Basis für Weiterentwicklungen sein.

A3   Websites und Dokumente

In ◘ Abb. A3.1 bis ◘ Abb. A3.6 sind die die Einstiegsseiten der Websites von DALM und des DALM-Forums sowie Beispieldokumente für Lehrveranstaltungen dargestellt. Die Quelldateien für die Beispieldokumente sind beim Autor erhältlich.

A4   Kurzlebensläufe

Im Folgenden finden Sie die Kurzlebensläufe des Autors, Dr. med. Stefan Hammes, sowie der Kollegen, die mit wertvollen Hinweisen und Kommentaren sehr zum Gelingen des vorliegenden Buches beigetragen haben. Alle Beteiligten sind langjährige Dozenten im Weiterbildungsstudiengang DALM

der Universität Greifswald und gehören zu dessen Leitungsgremium.

■ **Dr. med. Dipl.-Inform. Stefan Hammes, DALM**
Studium der Medizin an der Universität Heidelberg, Facharzt für Dermatologie und Venerologie, Allergologie, Phlebologie, Diploma in Aesthetic Laser Medicine. Seit 2005 stellvertretender Leiter der Laserklinik Karlsruhe und leitender Oberarzt im MVZ Dres. Raulin, Karlsruhe. Seit 2010 wissenschaftlicher Studienleiter des Weiterbildungsstudiengangs Diploma in Aesthetic Laser Medicine.

Bisher 71 Publikationen in wissenschaftlichen Zeitschriften und Büchern, zumeist zum Thema Lasertherapie. Hauptforschungsgebiete sind zurzeit die Qualitätssicherung in der ästhetischen Lasermedizin, Strategien zur Prävention iatrogener Schäden in der ästhetischen Lasermedizin und die Erprobung neuer Verfahren und Indikationen in der dermatologischen Lasertherapie.

■ **Prof. Dr. med. Christian Raulin, DALM**
Studium der Medizin an der Universität Heidelberg, Facharzt für Dermatologie und Venerologie. Zusatzbezeichnungen: Allergologie, Phlebologie, Naturheilverfahren, Diploma in Aesthetic Laser

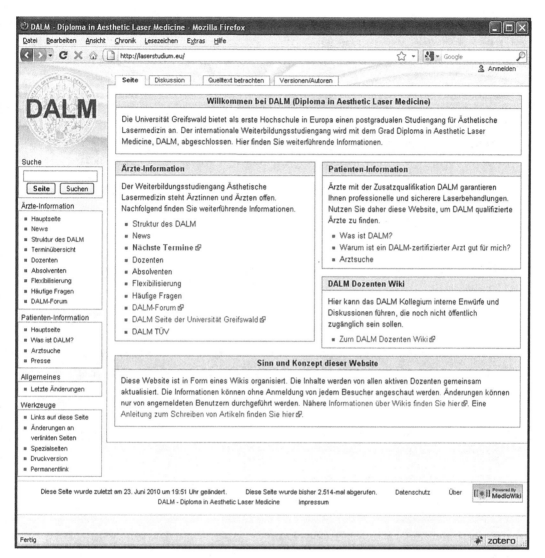

Abb. A3.1 DALM-Wiki unter www.laserstudium.eu

Medicine. Seit 1989 niedergelassener Hautarzt in eigener Praxis in Karlsruhe mit Schwerpunkt dermatologische Lasertherapie und ästhetisch-kosmetische Medizin. Seit 1998 leitender Arzt der Laserklinik Karlsruhe. 2005 Gründer und ärztlicher Leiter des Medizinischen Versorgungszentrums Dres. Raulin, Karlsruhe. Laser-Innovationspreis der DDL 2010 für sein Lebenswerk.

- **Univ.-Prof. Dr. med. Dr. med. dent. Hans-Robert Metelmann, DALM**

Studium der Medizin und der Zahnmedizin an der Freien Universität Berlin, Facharzt für Mund-Kiefer-Gesichtschirurgie und für Plastische Operationen, Diploma in Aesthetic Laser Medicine. Lehrstuhlinhaber und Chefarzt im Universitätsklinikum Greifswald seit 1993. Dekan der Medizinischen Fakultät 1994–1996, Prorektor 1998–2000, Rektor der Universität Greifswald 2000–2002. Minister für Bildung, Wissenschaft und Kultur (par-

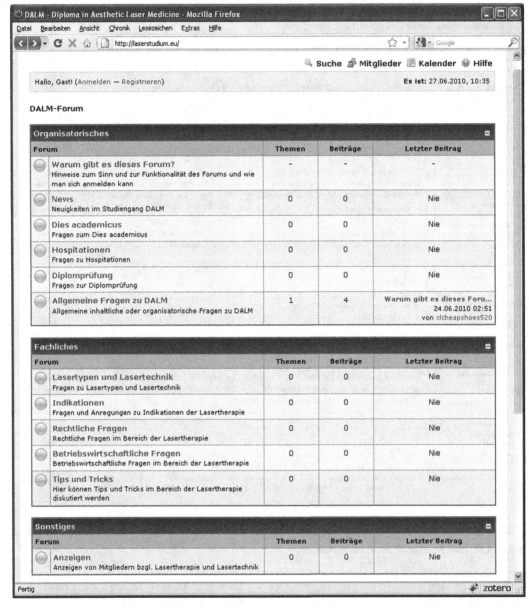

Abb. A3.2   DALM-Forum unter www.laserstudium.eu

teilos) des Landes Mecklenburg-Vorpommern im Kabinett Ringstorff (SPD).

Forschungsschwerpunkte in der Krebsmedizin und in der Ästhetischen Chirurgie. Mitglied der Amerikanischen Krebsforschungsgesellschaft und der Königlich-Schwedischen Gesellschaft der Naturforscher. Mitbegründer des ersten universitären

Weiterbildungsstudiengangs für Ästhetische Lasermedizin. Laser Award Trier 2007.

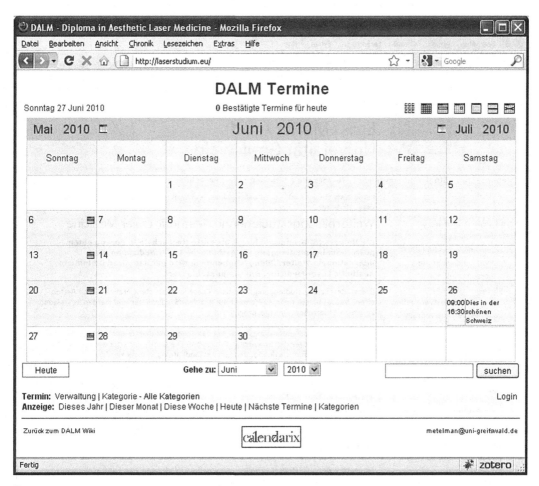

Abb. A3.3 DALM-Terminkalender unter www.laserstudium.eu

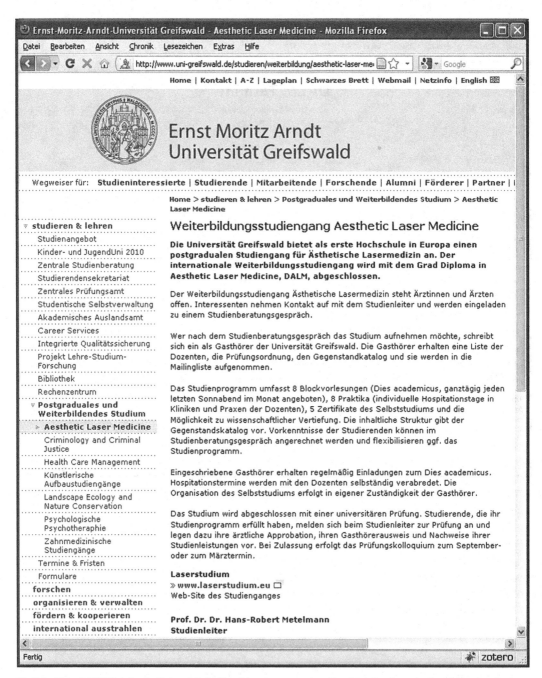

Abb. A3.4 DALM-Website der Universität Greifswald unter www.uni-greifswald.de/studieren/weiterbildung/aesthetic-laser-medicine.html

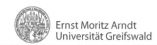 Ernst Moritz Arndt
Universität Greifswald

 ScanBalt Academy

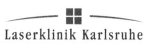 Laserklinik Karlsruhe

SATURDAY SCHOOL OF AESTHETIC MEDICINE at 11/29/2008
Diploma in Aesthetic Laser Medicine

Agenda

09:45	Registration
10:15	Welcome and round of introductions, *S. Hammes, H.-R. Metelmann*
10:30	Principles of laser physics, *S. Hammes*
10:40	Photoepilation, *S. Hammes*
11:05	Break
11:20	Vascular treatment with the pulsed dye laser, *S. Hammes*
11:45	Practical demonstrations, *S. Hammes*
12:15	Lunch
13:15	Treatment errors, *C. Raulin*
13:45	Break
14:00	Excimer laser, *S. Hammes*
14:30	Fractional photothermolysis, *S. Hammes*
15:00	Practical demonstrations, *S. Hammes*
15:30	Break, discussion and questions
15:45	Written examination, *S. Hammes*
16:00	What can DALM contribute to the scientific community?, *H.-R. Metelmann*
16:30	Handing out of certificates and discussion of examination, *S. Hammes*
16:45	Closing remarks, *S. Hammes*

Speakers:
Prof. Dr. Dr. Hans-Robert Metelmann, DALM, University of Greifswald, Germany
Prof. Dr. Christian Raulin, DALM, Laserklinik Karlsruhe, Germany
Dr. Stefan Hammes, DALM, Laserklinik Karlsruhe, Germany

◘ **Abb. A3.5** Beispielprogramm eines Dies academicus in der englischen Version, die auch im ScanBalt-Netzwerk [75] veröffentlicht wird

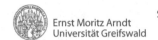 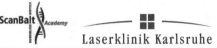

Ernst Moritz Arndt
Universität Greifswald

Laserklinik Karlsruhe

Dies academicus am 29.11.2008
Diploma in Aesthetic Laser Medicine

Zertifikat

«Anrede» «Titel» «Vorname» «Name»
aus
«Strasse», «Ort»

hat an der Fortbildungsveranstaltung „Dies academicus" am 29.11.2008 in der
Laserklinik Karlsruhe im Rahmen des Studienganges

„Diploma in Aesthetic Laser Medicine"

erfolgreich teilgenommen und das schriftliche Testat bestanden. Damit wurden
folgende Bereiche des Gegenstandskataloges abgedeckt:

Laserphysik
Photoepilation
Vaskuläre Therapie
Therapie entzündlicher Erkrankungen / Narben
Excimer Laser
Fraktionelle Photothermolyse
Management von Behandlungsfehlern

Karlsruhe, 29.11.2008

Prof. Dr. Dr. H.-R. Metelmann   Prof. Dr. C. Raulin   Dr. S. Hammes

Ausbildungsstätte:

Laserklinik Karlsruhe
Kaiserstr. 104
76133 Karlsruhe

◻ **Abb. A3.6**   Seriendokumentvorlage eines Teilnehmerzertifikates für einen Dies academicus mit Bestätigung der abge-
handelten Bereiche des Gegenstandskatalogs

Literatur

[1] Alster TS, Tanzi EL (2003) Hypertrophic scars and keloids: etiology and management. Am J Clin Dermatol 4 (4): 235–243

[2] American Society of Laser Medicine and Surgery (ASLMS) [www.aslms.org, besucht 1.10.2010]

[3] Anderson RR, Parrish JA (1983) Selective photothermolysis: precise microsurgery by selective absorption of pulsed radiation. Science 220 (4596): 524–527

[4] Asawanonda P, Anderson RR, Chang Y, Taylor CR (2000) 308-nm excimer laser for the treatment of psoriasis: a dose-response study. Arch Dermatol 136 (5): 619–624

[5] Bahmer F, Drosner M et al. (2008) Recommendations for medical and aesthetic treatment of the skin using laser or intense pulsed light (IPL) systems. Med Laser Appl 23: 105–114

[6] Beer K, Waibel J (2007) Botulinum toxin type A enhances the outcome of fractional resurfacing of the cheek. J Drugs Dermatol 6 (11): 1151–1152

[7] Bundesärztekammer (BÄK) [www.bundesaerztekammer.de, besucht 1.10.2010]

[8] Deutsche Dermatologische Gesellschaft (DDG) [www.derma.de, besucht 1.10.2010]

[9] Deutsche Dermatologische Lasergesellschaft (DDL) [www.ddl.de, besucht 1.10.2010]

[10] Deutsche Gesellschaft für Ästhetische Botulinumtoxin-Therapie (DGBT) [www.dgbt.de, besucht 1.10.2010]

[11] Deutsche Gesellschaft für Ästhetische Chirurgie (DGÄC) [www.gacd.de, besucht 1.10.2010]

[12] Deutsche Gesellschaft für Dermatochirurgie (DGDC) [www.dgdc.de, besucht 1.10.2010]

[13] Deutsche Gesellschaft für Lasermedizin (DGLM) [www.dglm.de, besucht 1.10.2010]

[14] Deutsche Gesellschaft für Mund-, Kiefer- und Gesichtschirurgie (Kranio-Maxillo-Faziale Chirurgie), Gesamtverband der Deutschen Fachärzte für Mund-Kiefer-Gesichtschirurgie e. V (DGMKG) [www.mkg-chirurgie.de, besucht 1.10.2010]

[15] Entwurf eines Gesetzes zur Stärkung der gesundheitlichen Prävention. [www.gesundheitberlin.de/index.php4? request=download&fid=134, besucht 7.9.2010]

[16] European Society for Laser Dermatology (ESLD) [www.esld.org, besucht 1.10.2010]

[17] Grantzow R, Schmittenbecher P, Cremer H, Höger P, Rössler J, Hamm H, Hohenleutner U (2008) Hemangiomas in infancy and childhood. S 2k Guideline of the German Society of Dermatology with the working group Pediatric Dermatology together with the German Society for Pediatric Surgery and the German Society for Pediatric Medicine. J Dtsch Dermatol Ges (JDDG) 6 (4): 324–329

[18] Grema H, Greve B, Raulin C (2003) Facial rhytides – resurfacing or subsurfacing? A Review. Lasers Surg Med 32: 405–412

[19] Greve B, Raulin C (2002) Professional errors caused by laser and IPL technology in dermatology and aesthetic medicine. Preventive strategies and case studies. Dermatol Surg 28 (2): 156–161

[20] Greve B, Hammes S, Raulin C (2001) The effect of cold air cooling on 585-nm pulsed dye laser treatment of portwine stains. Dermatol Surg 27 (7): 633–636

[21] Greve B, Raulin C, Fischer E (2006) Excimer-Laser bei Vitiligo – Kritische Wertung eigener retrospektiver Behandlungsergebnisse und Literaturübersicht. J Dtsch Dermatol Ges (JDDG) 4(1): 32–40

[22] Hammes S (2003) Kühlverfahren. In: Raulin C, Greve B (Hrsg) Laser- und IPL-Technologie in der Dermatologie und Ästhetischen Medizin. Schattauer, Stuttgart, ISBN 3-7945-2236-2, 2. Auflage, 165–168

[23] Hammes S (2011a) Benign tumors and organoid nevi. In: Raulin C, Karsai S (eds) Laser and IPL technology in dermatology and aesthetic medicine. Springer, Berlin Heidelberg New York, 1. Auflage, 43–59

[24] Hammes S (2011b) Cooling techniques. In: Raulin C, Karsai S (eds) Laser and IPL technology in dermatology and aesthetic medicine. Springer, Berlin Heidelberg New York, 1. Auflage, 345–349

[25] Hammes S, Raulin C (2001) Der Excimer Laser in der Dermatologie – Erste Erfahrungen. Derm 5: 1–7

[26] Hammes S, Raulin C (2005a) Behandlung bei Chloasma, Striae distensae und Zellulite. Derm 11: 408–409

[27] Hammes S, Raulin C (2005b) Evaluation of different temperatures in cold air cooling with pulsed-dye laser treatment of facial telangiectasia. Lasers Surg Med 36: 136–140

[28] Hammes S, Fuchs M, Raulin C (1999) Kaltluft in der Lasertherapie: Erste Erfahrungen mit einem neuen Kühlsystem. Derm 5: 338–342

[29] Hammes S, Grema H, Raulin C (2001a) Lasertherapie bei Falten und Aknenarben. Kosmet Med 6: 278–283

[30] Hammes S, Greve B, Raulin C (2001b) Mollusca contagiosa – Behandlung durch gepulsten Farbstofflaser. Hautarzt 52: 38–42

[31] Hammes S, Hartschuh W, Raulin C (2002a) Sonnen (-licht) unter dermato (-logischen) Gesichtspunkten. Derm 3: 23–36

[32] Hammes S, Greve B, Raulin C (2002b) CO_2- und Er:YAG-Laser in der Dermatologie und Ästhetischen Medizin. Hautarzt 53 (7): 447–455

[33] Hammes S, Greve B, Raulin C (2004) ELOS™-Technologie für die nicht-ablative Faltenbehandlung. Kosmet Med 4: 174–176

[34] Hammes S, Greve B, Raulin C (2005) Tattoo und Piercing: heute in, morgen out – und dann? Kinderärztl Prax 1: 6–13

[35] Hammes S, Greve B, Raulin C (2006) Electro-Optical-Synergy (ELOS™)-technology for non-ablative skin rejuvenation: A preliminary prospective study. J Eur Acad Dermatol Venereol (JEADV) 20 (9): 1070–1075

[36] Hammes S, Roos S, Raulin C, Ockenfels HM, Greve B (2007a) Does dye laser treatment with higher fluences in combination with cold air cooling improve the results of port-wine stains? J Eur Acad Dermatol Venereol (JEADV) 21 (9): 1229–1233

[37] Hammes S, Augustin A, Raulin C, Ockenfels HM, Fischer E (2007b) Pupil Damage after periorbital laser treatment. Arch Dermatol 143: 392–394

[38] Hammes S, Raulin C, Karsai S, Bernt R, Ockenfels HM (2008) Management papillomatöser intradermaler Nävi: Laser ja oder nein? Eine Prospektivstudie. Hautarzt 59 (2): 101–107

[39] Hammes S, Greve B, Raulin C (2009) Laser- und Lichttherapie von vaskulären Hautveränderungen. Ästhet Dermatol Kosmetol 1: 38–46

[40] Hammes S, Ockenfels HM et al. (2010) Ein neuer Ansatz in der Photoepilation: SHR (Super Hair Removal) im Vergleich mit dem Alexandritlaser. Hautarzt 61 (10): 880–884

[41] Hellwig S, Raulin C, Schönermark MP (1995) Behandlung von Gefäßmalformationen und Pigmentstörungen an Gesicht und Hals durch gepulsten Farbstofflaser, Photo-Derm VL und gütegeschalteten Rubinlaser. Laryngorhinootologie 74 (10): 635–641

[42] Jiménez GP, Flores F, Berman B, Gunja-Smith Z (2003) Treatment of striae rubra and striae alba with the 585-nm pulsed-dye laser. Dermatol Surg 29 (4): 362–365

[43] Karsai S, Raulin C (2008) Fraktionierte Photothermolyse – eine neue therapeutische Option in der Behandlung des Melasma? Hautarzt 59 (2): 92–100

[44] Karsai S, Roos S, Hammes S, Raulin C (2007a) The pulsed dye laser: What's new in non-vascular lesions? J Eur Acad Dermatol Venereol (JEADV) 21: 877–890

[45] Karsai S, Adrian R, Hammes S, Thimm J, Raulin C (2007b) A randomized double-blinded study of the effect of Dysport®/Reloxin® and Botox® on forehead wrinkles and EMG activity. Arch Dermatol 143 (11): 1447–1449

[46] Karsai S, Hammes S, Rütten A, Raulin C (2008a) Fractional photothermolysis for the treatment of granuloma annulare: a case report. Lasers Surg Med 40 (5): 319–322

[47] Karsai S, Pfirrmann G, Hammes S, Raulin C (2008b) Treatment of resistant tattoos using a new generation Q-switched Nd: YAG laser: Influence of beam profile and spot size on clearance success. Lasers Surg Med 40 (2): 139–145

[48] Karsai S, Schmitt L, Raulin C, Hammes S (2009) Combination of short- and long-pulsed mode of electro-optical synergy (ELOS™) technology for photoepilation: A retrospective study with short- and long-term follow-up. J Eur Acad Dermatol Venereol (JEADV) 23 (1): 46–51

[49] Kautz G, Cremer H (2002) Hämangiome – Diagnostik und Therapie in Bild und Text, 1. Aufl. Springer, Berlin Heidelberg New York

[50] Kerl H, Raulin C, Landthaler M (2004) Kontroversen in der Dermatologie – Lasertherapie und melanozytäre Naevi. J Dtsch Dermatol Ges (JDDG) 2: 681–683

[51] Kopka H (1989) LaTeX – Eine Einführung, 2. Aufl. Addison-Wesley (Deutschland) GmbH

[52] Krieger G (2005) Gutachterliche Stellungnahme zu der Frage: Stellt die Laserbehandlung die Ausübung von Heilkunde dar? Gutachten der RAe Krieger, Graff, Gruler & Partner. Freiburg, 6.10.2005

[53] Leitlinie Laser und hochenergetische Blitzlampen (HBL) in der Dermatologie. [http://ddl.de/pdf/publikationen/qualitaetsrichtlinien_2006.pdf, besucht 7.9.2010]

[54] Manstein D, Herron GS, Sink RK, Tanner H, Anderson RR (2004) Fractional photothermolysis: a new concept for cutaneous remodeling using microscopic patterns of thermal injury. Lasers Surg Med 34 (5): 426–438

[55] MediaWiki: Website der freien und kostenlosen Wiki-software MediaWiki [www.mediawiki.org, besucht 10.2.2010]

[56] Metelmann HR, Waite PD, Hammes S (2011) Standards in education. In: Raulin C, Karsai S (eds) Laser and IPL technology in dermatology and aesthetic medicine. 1. Auflage, 377–381. Springer, Berlin Heidelberg New York

[57] Metelmann HR, Hyckel P, Eich AC, Hammes S (2009a) Trapping of an advanced squamous cell carcinoma of the tongue by continuously repeated peritumoral injection of a mistletoe preparation. Interner Bericht, Universität Greifswald

[58] Metelmann HR, Kindler S, Hammes S, Pickel S, Jahn D (2009b) Attitudinal and socio-structural determinants of attendance at cervical cancer screening and HPV. Eur J Oncol Pharm 3 (2):6–7

[59] Michel S, Hohenleutner U, Bäumler W, Landthaler M (1997) Der gütegeschaltete Rubinlaser in der Dermatotherapie. Hautarzt 48 (7): 462–470

[60] MyBB: Website der freien und kostenlosen Forensoftware MyBB. [www.mybboard.net/, besucht 10.2.2010]

[61] Ockenfels HM, Hammes S (2008) Laser in der Therapie der Warzen. Hautarzt 59 (2): 116–123

[62] Pfirrmann G, Karsai S, Roos S, Hammes S, Raulin C (2007) Tätowierungsentfernung – State of the Art. JDDG 5: 889–897

[63] Raulin C, Greve B (2003) Laser- und IPL-Technologie in der Dermatologie und Ästhetischen Medizin, 2. Aufl. Schattauer, Stuttgart

[64] Raulin C, Hammes S (2007) Abstracts zur 16. Jahrestagung der Deutschen Dermatologischen Lasergesellschaft. Hautarzt 58: 800–806

[65] Raulin C, Hellwig S, Petzoldt D (1996) Lentigo benigna – Entfernung durch den gütegeschalteten Rubinlaser. Hautarzt 47: 44–46

[66] Raulin C, Petzoldt D, Werner S (1997) Granuloma pyogenicum: Entfernung mit dem CO_2-Laser. Hautarzt 48: 402–405

[67] Raulin C, Schönermark MP, Greve B, Werner S (1998) Q-switched ruby laser treatment of tattoos and benign pigmented skin lesions: a critical review. Ann Plast Surg 41 (5): 555–565

[68] Raulin C, Schmidt C, Hellwig S (1999) Cutaneous lupus erythematosus – treatment with pulsed dye laser. Br J Dermatol 141 (6): 1046–1050

[69] Raulin C, Greve B, Hammes S (2000) Cold air in laser therapy: first experiences with a new cooling system. Lasers Surg Med 27: 404–410

[70] Raulin C, Greve B, Hammes S (2002) The combined continuous wave/pulsed carbon dioxide laser for treatment of pyogenic granuloma. Arch Dermatol 138: 33–37

[71] Raulin C, Gebert S, Karsai S, Hammes S (2006) Gepulster Farbstofflaser – Aktueller Stand und Aussichten. HAUT 2: 65

[72] Rieger HJ (1984) Lexikon des Arztrechts. De Gruyter, Berlin New York

[73] Roos S, Karsai S, Hammes S, Boixeda P, Raulin C (2006) Gepulster Farbstofflaser –Einsatzgebiete in der Dermatologie und Ästhetischen Medizin. Derm 12: 1–13

[74] Roos S, Raulin C, Ockenfels HM, Hammes S (2007) Behandlung von Lippenrandangiomen mit einer Kombination aus Diodenlaser (910 nm) und Radiofrequenzenergie. Hautarzt 58: 679–683

[75] ScanBalt BioRegion [www.scanbalt.org/, besucht 25.10.2010]

[76] Schellhaas U, Gerber W, Hammes S, Ockenfels HM (2008) Pulsed dye laser treatment is effective in the treatment of recalcitrant viral warts. Dermatol Surg 34: 67–72

[77] Trott J, Gerber W, Hammes S, Ockenfels HM (2008) The effectiveness of PUVA treatment in severe psoriasis is significantly increased by additional UV 308-nm excimer laser sessions. Eur J Dermatol 18 (1): 55–60

[78] Universität Greifswald. Studienbuch zum Weiterbildungsstudiengang für angewandte Lasermedizin, 3–4

[79] Wenzel SM, Hohenleutner U, Landthaler M (2008) Progressive disseminated essential telangiectasia and erythrosis interfollicularis colli as examples for successful treatment with a high-intensity flashlamp. Dermatology 217 (3): 286–290

[80] World Association for Laser Therapy (WALT) [www.walt. nu, besucht 20.10.2010]

[81] Worret WI, Raulin C, Greve B, Hammes S (2008) Piercing, Tätowierungen, Permanent Make-Up. In: Worret WI, Gehring W (Hrsg) Kosmetische Medizin, 2. Aufl. Springer, Berlin Heidelberg New York, 355–368

Stichwortverzeichnis

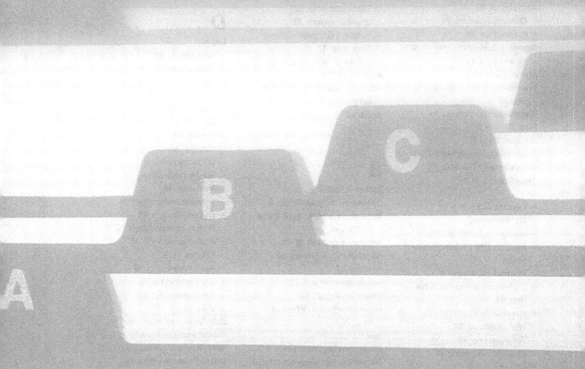

A

Absaugvorrichtung 4
Abschlusskolloquium 23
Absolventenliste 28, 32
Acne inversa 23, 52
aerogene Kontamination 4, 56, 57
Akne
– Narben 3, 23, 52, 58
– Stanzexzision 58
Alexandritlaser 2, 3, 10, 23, 40, 49,
   51, 55, 59
ALM
– Masterstudiengang 41
– Prävention 19
– Risiken 4, 45
Alternativtherapie 23
Altersflecken
– Laienbehandlung 8
Alumnus 17, 45
– Diskussionsforum 29
– Mailingliste 28
American Society of Laser Medici-
   ne and Surgery 35
Anagenhaar 54
Anerkennung von Vorkenntnis-
   sen 23
Anforderungsdefinition 16
Angiofibrom 23
Angiom 23, 55
Anrechnungsmöglichkeit 17
antiandrogene Therapie 55
Argonlaser 4, 10
Arzt
– Dermatologie 7
– fachfremder 7
– iatrogener Schaden 7, 10
– medizinische Fachangestell-
   te 60
– Plastische Chirurgie 7
– Prävention iatrogener Schä-
   den 44
Ärztekammer 13, 22, 32
– Weiterbildung 38
– Zertifizierung 36
– Zusatzbezeichnung 41
ASLMS 35
Ästhetische Chirurgie 22
– Prinzipien 58
Ästhetische Medizin
– Definition 2
Aufklärung 6, 59
Augenfältchen 57
Augenheilkunde 2
Augenschale 6, 51
Augenschutz
– Arzt 59
– Patient 51

Ausbildung
– Ausführungsbestimmungen 30
– Autodidaktik 12
– berufsbegleitende 32
– DALM 13
– DALM-Weiterbildungsstudi-
   um 28
– Einstiegsvoraussetzung 14
– Fachkongress 12
– Fernstudiengang 13
– Gebühr 30
– Gegenstandskatalog 16, 17
– Hospitation 12
– Individualisierung 18
– internationale Ausrichtung 29
– Masterstudiengang 41
– Module 24
– Prüfung 25
– Standardisierung 12
– Studienstruktur 22
– Unabhängigkeit 12
Ausbildung Gerätehersteller-
   Workshop 12
Ausbildung, universitäre 10
Ausbildungskanon 17
Ausfallzeit nach Laserbehand-
   lung 3
Axilla 54

B

Becker-Nävus 2, 22
Behandler, nichtärztlicher 8
Behandlungsfehler 6, 18, 23, 58
– Definition 9
Behandlungsintervall 7
Behandlungsnachweis 24
Beisitzer 31
Beratungsgespräch 23
Besenreiser 5, 23, 55
betriebswirtschaftliche Aspek-
   te 2, 22
BGV B2 59
Bindegewebe, Erkrankung 3
Blitzlampe, hochenergetische 2
Blutung 4
Botulinumtoxin 3, 22, 38, 57
Bräunung
– Photoepilation 59
– Tätowierung 51
Bräunungsgrad
– Lasertyp 4
Bulge Area 54
Bundesärztekammer
– Weiterbildung 39
Bundespräventionsgesetz 14, 18

C

Campus 16
Chirurgie 2, 7
Chloasma 10
Cleanskin 8
CME 32
CO_2-Laser 2–4, 10, 23
Compliance 6
Condylomata acuminata 4, 23, 56
Content-Management-System 28
Continuing Medical Education 32
Curriculum 22
– Masterstudiengang 41
– Reform 44
– Weiterbildung 39
Curriculumtreue 27

D

DALM
– Anfänge 13, 44
– Curriculum 35
– didaktische Entwicklungen 13
– Dozenten 48
– Einführungsphase 13, 16
– Evaluation 17
– Forum 62
– Gebühr 30
– Leitungsgremium 60
– Masterstudiengang 41
– Methodik 16
– Öffentlichkeitsarbeit 31
– Prüfungsfragen 48
– Prüfungsmodalitäten 22
– Prüfungsordnung 13
– Reform 16, 30
– Restrukturierung 19
– Studienstruktur 22
– Terminkalender 63
– Wiki 61
dalm@uni-greifswald.de 27
dalmalumni@uni-greifswald.de 28
dalmdoz@uni-greifswald.de 28
DALM-Dozenten-Wiki 28
DALM-Flyer 31
DALM-Forum 29
– Kosten 29
dalmstud@uni-greifswald.de 28
DALM-Wiki 28
– Kosten 29
Dauerstrichlaser 10
DDG 37
DDL 17, 22, 27, 34
Dermatologie 2, 7
Dermatose, entzündliche 3, 52